常见中毒和损伤
防治手册

主　编：

高　博　吉克春农　王文志

副主编：

杨淑娟　张静刚　刘忠华　余　刚

编 委：

高　博　吉克春农　王文志　杨淑娟

张静刚　刘忠华　余　刚　孙霞霞

吴念韦　和　靖　董佩杰

四川大学出版社

项目策划：许　奕
责任编辑：许　奕
责任校对：谢　瑞
封面设计：曹琰琪
责任印制：王　炜

图书在版编目（CIP）数据

常见中毒和损伤防治手册 / 高博，吉克春农，王文志主编．— 成都：四川大学出版社，2020.5
（实用医疗健康丛书）
ISBN 978-7-5690-3703-6

Ⅰ．①常… Ⅱ．①高… ②吉… ③王… Ⅲ．①中毒—防治—手册②损伤—防治—手册 Ⅳ．① R595-62
② R641-62

中国版本图书馆 CIP 数据核字（2020）第 038855 号

书名　常见中毒和损伤防治手册
CHANGJIAN ZHONGDU HE SUNSHANG FANGZHI SHOUCE

主　编	高　博　吉克春农　王文志
出　版	四川大学出版社
地　址	成都市一环路南一段 24 号（610065）
发　行	四川大学出版社
书　号	ISBN 978-7-5690-3703-6
印前制作	四川胜翔数码印务设计有限公司
印　刷	四川盛图彩色印刷有限公司
成品尺寸	148mm×210mm
印　张	5.75
字　数	155 千字
版　次	2020 年 8 月第 1 版
印　次	2021 年 11 月第 2 次印刷
定　价	32.00 元

版权所有 ◆ 侵权必究

◆ 读者邮购本书，请与本社发行科联系。
电话：(028)85408408/(028)85401670/
(028)86408023　邮政编码：610065
◆ 本社图书如有印装质量问题，请寄回出版社调换。
◆ 网址：http://press.scu.edu.cn

四川大学出版社
微信公众号

前　言

我国每年有70万～80万人死于各种中毒和损伤，占死亡总数的11%。中毒和损伤居死因顺位第五位，仅次于脑血管疾病、恶性肿瘤、呼吸系统疾病和心脏病。中毒和损伤不仅严重影响人群的健康与生活质量，而且产生巨额的医疗及康复费用，给社会造成巨大的损失和负担。

中毒和损伤已经成为我国重大的公共卫生问题，如何有效地进行防控应该引起各方的重视。本书针对当前我国常见的中毒和损伤问题，结合相关研究的新进展编写。全书共八个部分，主要介绍了我国中毒和损伤的流行病学现状、常见化学性食物中毒、常见细菌性食物中毒、常见植物性食物中毒、常见动物性食物中毒、常见动物咬伤、常见损伤、突发情况的紧急避险与救治。

参与本书编写的人员包括医学院校预防医学专业教师和研究生、一线临床医师、疾病预防控制专业人员等。在本书的编写过程中，各位编者和四川大学出版社的编辑均付出了巨大的努力，在此一并致谢！

我们在编写过程中力求浅显易懂、简明扼要、方便实用，希望能对常见中毒和损伤的临床诊疗和卫生保健有所帮助。因编写人员水平有限，疏漏及不妥之处在所难免，望广大读者朋友不吝指正。对本书有任何疑问或建议等均可与我们联系。

编者

2020 年 5 月

目　录

一、我国中毒和损伤的流行病学现状

中毒是生物体受到毒物作用而引起功能性或器质性改变后出现的疾病状态。根据毒物接触持续的时间和病变发生的快慢，中毒可以分为急性中毒、慢性中毒和亚急性中毒。其中急性中毒起病突然，病情发展快，可以很快危及生命，必须尽快甄别并采取紧急救治措施。损伤是指人体受到外界各种创伤因素作用所引起的皮肉、筋骨、脏腑等组织结构的破坏及其所带来的局部和全身反应。随着经济的迅猛发展，生活节奏的加快，中毒和损伤对居民的健康和安全的威胁日益凸显。中毒和损伤的死亡率从 20 世纪 90 年代的第 9 位，上升到近年来的第 5 位。疾病监测结果表明，20 世纪 90 年代以来，中国中毒和损伤死亡率约为 65/10 万，每年有 70 万～80 万人死于各种中毒和损伤。中毒和损伤是当前威胁公众健康的主要问题之一。

（一）人群分布

1. 性别

国内外有关中毒和损伤死亡率的报道和国内有关中毒和损伤发生率的调查结果均显示，男性中毒和损伤的风险高于女性。这一方面缘于男女生理上的固有差异，另一方面也与男女的暴露机会和暴露率不同有关。如司机、建筑工人、军人大多为男性，因此男性的道路伤害、坠落和训练伤发生率明显高于女性；中国的女性操持家务的比例更高，成年女性的烫伤、刀割伤发生率明显高于男性。

2. 年龄

中毒和损伤的类别在不同年龄段的差异非常明显，这主要是由于不同年龄阶段的人在生理、心理上存在差异，暴露于各种中毒和损伤的风险不同。在我国，14 岁及以下的少年儿童发生的伤害中，溺亡最多，其他各年龄组的第一位伤害死因多为自杀。道路伤害是所有年龄组的第二位伤害死因。老年人的跌倒死亡率更高。而常见急性中毒在年龄分布上主要集中于中青年人群。

（二）地区分布

不同地区由于经济、文化、地理等存在差异，其中毒和损伤的特点也不同。比如美国第一位的伤害死因是道路伤害，非洲等地区第一位的伤害死因是战争，我国第一位的伤害死因是自杀。我国农村和城市由于经济发展不同也存在不同的特点，大量研究显示，农村居民是发生急性农药中毒的主要人群，而城市地区则是预防和控制意外交通事故伤害的重点地区。因此各个地区根据城乡的不同特点，需要因地制宜地制订和优化伤害防治策略。

（三）时间分布

一般而言，中毒和损伤的发生没有明显的季节性，但部分中毒和损害的发生具有明显的时间分布特点。比如常见急性中毒之一的农药中毒，呈明显的季节性分布。这与其特定的使用时期有关，8 月份左右是农作物丰收、播种季节，农药的需求量明显增加，农业工作人群的农药暴露风险亦明显增加。

很多国家的经验证明，大部分的伤害是可以预防的。同慢性非传染性疾病的预防控制一样，对中毒和损伤也要遵循三级预防的防控原则。在中毒和损伤发生前、发生时、发生后都要采取有针对性的预防控制措施。对于基层医务人员来说，开展经常性的健康教育以及早期识别和及时抢救中毒及损伤者（加强一级预防和二级预防），对于避免伤害的发生以及减轻其危害是非常重要且必要的。

二、常见化学性食物中毒

化学性食物中毒是指健康人经口摄入了正常数量、在感官上无异常但含有较大量化学性有害物质的食物后，身体出现急性中毒的现象。化学性食物中毒有发病快、潜伏期短、病死率高的特点。

食物被大量的化学性有害物质污染是引起化学性食物中毒的主要原因。可能污染食物的化学性有害物质主要有：①金属及其化合物，如砷、铅、汞等及其化合物；②农药，如有机磷、有机氯、砷制剂等；③兽药，如盐酸克伦特罗（瘦肉精）等；④工业用有毒物质，如甲醇、甲醛等。大多数引起食物中毒的化学物质具有在体内溶解度高、易被胃肠或口腔黏膜吸收的特点。

化学性食物中毒具有以下流行病学特点：①无传染性；②植物性食物在化学性食物中毒中多见，其次是动物性食物；③一般在进食后不久即发病，摄入量多者发病时间更短，病情更重；④发病一般无明显的季节性，一年四季均有发生，第三季度发病率相对较高；⑤发病无地域性，但农村的发病率与死亡率高于城镇，且多发生在家庭。

（一）常见农药中毒

1. 农药中毒相关知识

【农药的分类】

农药按用途可分为杀虫剂（有机磷杀虫剂、氨基甲酸酯类杀虫剂）、杀菌剂（有机硫类杀菌剂）、除草剂（百草枯、敌稗）、植物生长调节剂和杀鼠剂（氟乙酰胺、毒鼠强）等。

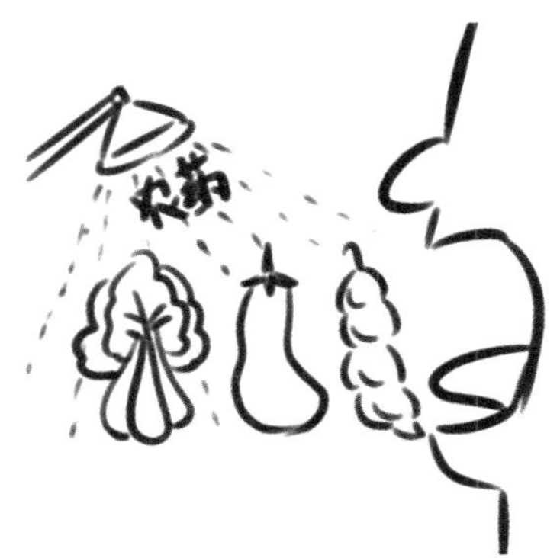

农药按有效成分则可分为有机磷农药、有机氯农药、有机氮类农药、有机硫类农药、砷制剂类农药、氨基甲酸酯类农药、拟除虫菊酯类农药等。

【中毒原因】

农药中毒以急性生活性中毒为主，主要由误服、投毒或自杀、滥用农药引起。生产作业环境污染所致的农药中毒主要发生于农药厂的包装工人和农药施用人员。在田间喷洒农药、配药及检修施药工具时，皮肤易被农药污染，农药经皮肤和呼吸道进入人体导致急性中毒。

【接触农药的途径】

（1）使用过程中接触农药：总体来说，使用农药的每一个环节、每一种方法都可能导致农药使用者接触农药，从而造成农药中毒。

1）喷洒农药。打开容器、稀释和混合农药、从一容器倒入另一容器、洗刷有关设备（包括普通喷雾器，农药运输工具如汽车、拖拉机、飞机等），均可能使相关人员接触农药。在田间或温室为作物喷药的操作人员、飞机喷药时地面上的人员均有可能接触农药。攀缘植物、乔灌木、果树的施药人员也可能接触农药。

2）用农药浸种时，操作人员可能接触农药。

3）库房熏蒸时，操作人员及其他工作人员均可能接触农药。

4）称量、配制农药时，操作人员可能接触农药。

5）在处理农药过程中或处理间歇进食、吸烟均可能导致人体摄入农药。

6）在处理农药时，工作服口袋中的香烟、咀嚼物或其他食品易被农药污染。

7）穿被农药污染的衣服，可使皮肤接触农药。

8）光脚或穿拖鞋施用农药，可使皮肤接触农药。

9）逆风施用农药可造成农药飘移，使操作人员接触农药。

10）在刚喷洒过农药的作物中行走的人可能接触农药。

11）处理农药时所穿带的防护用具破损，可使操作的人接触农药。处理农药浓缩制剂、高毒农药时手套破损，造成的危害更大。

12）农药喷洒工具喷嘴阻塞时为使其通畅而用嘴直接吹气。

13）进行机械保养时工人接触含残留农药制剂的储运工具及部件。由于其表面有已干的残留农药制剂，干的残留农药制剂本身的毒性大，在处理、加工和加热这些储运工具和部件时所产生的危害就大。

14）操作过程中，相关人员有可能吸入农药粉尘、蒸气和雾滴等。

（2）农药污染导致接触农药。

1）室内通风不好，家庭用药污染未盖好的食物、玩具等。

2）农药直接喷到或飘移到放置食物的地方或容器上。

3）小孩把装过农药的容器作为玩具或用其放置玩具。

4）装农药的容器渗漏后污染食物或其他物品，尤其是液体农药。

5）装农药的运载工具未经彻底清洗而直接运送食物，可使食物被污染。

6）贮存农药的地方离食物贮存地或水源太近，污染食物和水源。

7）农药污染物品或农药容器的掩埋地离溪流、水井、住房过近，污染环境，使人接触农药。

8）将清洗过农药器具的洗涤水做他用或倒入河流，可造成污染。

9）燃烧农药容器可产生有毒气体（尤其是燃烧未清洗过的容器），使下风口的人员接触农药。

10）经农药处理过的食物或饲料（包括植物和动物）可能有农药残留，从而使食用者接触农药。

【农药进入人体的途径】

（1）经皮肤进入人体：大部分农药都能通过完好的皮肤被人体吸收，且皮肤表面不留痕迹，所以皮肤吸收是最普遍也最易被人们忽视的途径。尤其是农药制剂为液体（油剂）、浓缩型制剂时，皮肤对农药的吸收更快。当人体皮肤温度较高（气温高时）或皮肤正在出汗时，对农药的吸收速度大大加快。

配制农药时药液溅洒、喷雾或喷粉时雾滴飘留、储存农药的器具泄漏、裸手播撒经药剂处理过的种子或播撒毒土（拌有农药的土、沙子），以及手脚接触被农药污染（或农药处理过）的土壤、水渠、池塘等，都可使农药经皮肤被人体吸收。

仅有极少数农药及其溶液不能经完好的皮肤被人体吸收，但它们对皮肤有刺激作用，或对指甲有腐蚀作用。

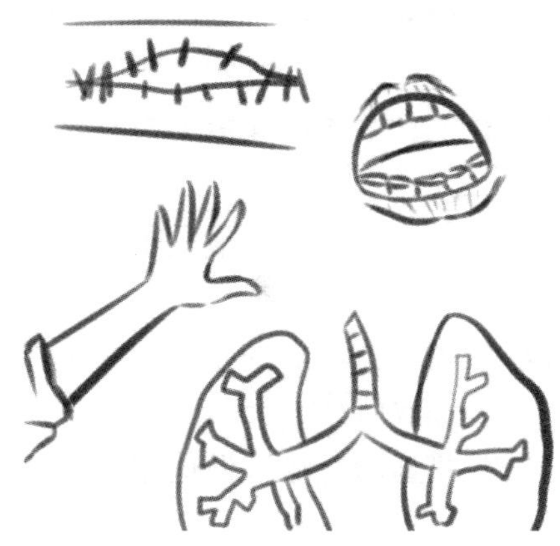

（2）经口进入人体：经口进入人体的农药一般在胃和肠道内被吸收，从而危害身体健康。使用或接触农药的人（如农民、农业技术人员、农药经营或运输者）在工作时间或工作后不洗手、脸就吃东西、饮水或吸烟，可摄入农药。用盛放过农药的容器（瓶子、盒子、桶等）作为水杯或用于盛放食物，农药可能随饮水或食物进入体内。误将农药当作水或其他饮料饮用，儿童将已用过的农药容器当作玩具，食用被农药污染了的食物或饮用被农药污染过的水等均可使人体经口摄入农药。值得指出的是，农药对人体毒害作用的大小主要取决于被吸收的农药量的多少。

（3）经肺进入人体：若农药呈气状悬浮于空气中，或农药颗粒悬浮于空气中，则农药可随呼吸进入肺内。农药一旦进入肺内，可迅速被吸收。

（4）经伤口进入人体：农药经皮肤伤口和出疹皮肤的吸收量要大于经同样部位、同样面积的完好皮肤的吸收量。

【农药作用于人体的方式】

（1）在皮肤或眼睛的接触部位引起局部反应：单次接触后的直接刺激和多次接触同一化合物所致的过敏反应均属于局部

反应。

（2）体内吸收引起全身性反应：农药中毒多引起全身性反应。

【农药中毒的急救】

（1）切断农药污染源，防止农药继续进入人体，这是农药中毒急救首先采用的措施。

（2）及早排出已吸收的农药及其代谢物，可采用吸氧、输液、血液净化等方法。

（3）及时使用解毒药物，可减轻或消除毒物对人体的损伤。

（4）对症支持治疗。

【终止或减少农药进入人体的方法】

（1）经皮肤吸收引起中毒者，应立即脱去被污染的衣裤，迅速用温水冲洗干净被污染的皮肤，也可用肥皂水（敌百虫除外）或4％碳酸氢钠溶液冲洗被污染的皮肤。若药液溅入眼内，立即用生理盐水（0.9％氯化钠注射液）冲洗20次以上，然后滴入2％可的松和0.25％氯霉素眼药水。疼痛加剧者，可滴入1％～2％盐酸普鲁卡因溶液。严重者应立即送医院治疗。

（2）经呼吸道吸入引起中毒者，应立即离开施药现场，到空气新鲜的地方，并解开衣领、腰带，保持呼吸道通畅，除去假牙，注意保暖。严重者立即送医院治疗。

（3）口服中毒者，在昏迷不醒时不得催吐，以免呕吐物进入气管造成危险。神志清醒者应及早催吐、洗胃和导泻。

【胃肠内毒物的清除方法】

（1）催吐：这是排出毒物的重要方法。

1）先给中毒者喝200～400mL水，然后用干净的手指或筷子等刺激咽喉部位催吐。

2）用1％硫酸铜溶液每5分钟一匙，连服3次。注意：用量过大可引起硫酸铜中毒。

3）用浓食用盐水、肥皂水催吐（但要注意，敌百虫中毒者不宜用肥皂水、苏打水等催吐或洗胃）。

4）用胆矾 3g、瓜蒂 3g 研成细末一次冲服。

5）砷中毒者用鲜羊血催吐。

6）呕吐物必须留下以备检查。

（2）洗胃：在催吐后应尽早、尽快、彻底地洗胃，这是减少毒物在人体内存留的有效措施。洗胃前要去除假牙，根据不同的农药选用不同的洗胃液。

（3）导泻：若毒物已进入肠内，只能用导泻的方法清除毒物。导泻剂一般不选用油类泻药，尤其是以苯做溶剂的农药中毒时。导泻剂可用硫酸钠或硫酸镁 30g，加水 200mL，一次服用，再多次饮水加快导泻。有机磷农药重度中毒者，呼吸受到抑制时不能用硫酸镁导泻，以免镁离子大量吸收加重呼吸抑制。硫酸锌中毒者也不能用硫酸镁导泻。

【吸入人体的农药的排出方法】

（1）吸氧：气状农药引起中毒者，吸氧后可促使毒物从呼吸道排出。

（2）输液：在无肺水肿、脑水肿、心力衰竭等情况下，中毒者可输入 5%或 10%葡萄糖溶液等促进农药及其代谢物从肾脏排出。

（3）血液净化：包括血液透析、血液灌流、血浆置换等，以血液灌流最常用。要根据农药特性选择合适的方法。

【常用农药中毒的解毒剂】

（1）胆碱酯酶复能剂：国内使用的胆碱酯酶复能剂有氯解磷定（氯磷定）、双复磷等。这类解毒剂能迅速恢复被有机磷农药抑制的胆碱酯酶，对肌肉震颤、抽搐、呼吸麻痹有强有力的控制作用。它们只对有机磷农药的急性中毒有效，而对有机磷农药的慢性中毒、氨基甲酸酯类农药中毒无复能作用。胆碱酯酶复能剂对氨基甲酸酯类农药中毒者有副作用，会增强某些农药对胆碱酯酶活性的抑制作用，如西维因中毒者应禁止使用胆碱酯酶复能剂。

（2）硫酸阿托品：用于急性有机磷农药中毒和氨基甲酸酯类农药中毒的解毒。

（3）巯基类络合剂：对砷制剂、汞制剂、有机氯制剂中毒的解毒有效，也可用于有机锡、溴甲烷等农药中毒的解毒，代表药为二巯基丙磺酸钠。

（4）乙酰胺：可使有机氟农药中毒后的潜伏期延长，症状减轻或制止发病，效果较好。

（5）亚甲蓝：用于杀虫脒、氯化苦、甲酰基苯肼等农药中毒及亚硝酸盐中毒导致的高铁血红蛋白血症。

【农药中毒后的对症治疗】

（1）呼吸障碍的对症治疗：治疗有机磷农药中毒引起的呼吸困难、呼吸停顿，可用阿托品、胆碱酯酶复能剂。此时应密切监测呼吸功能，包括呼吸频率、呼吸动度等，随时准备气管插管。应慎用呼吸兴奋剂洛贝林或尼克刹米。如果中毒者呼吸停止，应立即输氧，以口对口人工呼吸或气管插管辅助通气。

（2）心脏骤停的对症治疗：心脏骤停很危险，通常发生在呼吸停止后或由农药对心脏的直接毒性作用所致，直接危及患者生命，所以要分秒必争地抢救。方法：采用心前区叩击术，用拳头叩击心前区，连续 3～5 次，用力中等，这时可出现心跳恢复、脉搏跳动。如此法无效，应立即改用胸外按压，每分钟至少 100 次，在做胸外按压时必须同时进行人工呼吸，不然难以实现心肺复苏或心肺复苏不持久。做胸外按压时应注意将中毒者放在硬板或地上，用力不能过猛，避免肋骨骨折和内脏受伤。

（3）休克的对症治疗：急性农药中毒可引起休克。患者表现为全身急性衰竭、神情呆滞、体软、四肢发凉、脸色苍白、脉搏加快而细、血压下降等。急救休克者时，应使患者足高头低，注意保暖，必要时输血、输氧和进行人工呼吸。

（4）痉挛的对症治疗：对于因缺氧引起的痉挛，给予吸氧；因中毒引起的痉挛可用水合氯醛灌肠，静脉注射地西泮，肌内注射苯巴比妥钠或吸入乙醚、氯仿等药物。

（5）躁动不安的对症治疗：用水合氯醛灌肠，服用缬草根滴剂，可缓解中毒者的躁动不安。

（6）疼痛的对症治疗：缓解或消除头、腹、关节等部位的疼痛，可采用镇痛剂。

（7）肺水肿的对症治疗：输氧，使用较大剂量肾上腺皮质激素、利尿剂、钙剂、抗菌剂及小剂量镇静剂等，必要时使用呼气末正压通气。

（8）脑水肿的对症治疗：输氧，头部用冰袋冷敷，使用能量合剂、高渗葡萄糖、脱水剂、糖皮质激素、多种维生素等药物。

【混配农药中毒的抢救原则】

（1）按毒性大小顺序抢救：当混配农药中含有机磷时，以治疗有机磷农药中毒为主，尽早使用特效解毒药，除非有机磷比例极小。当混配农药中无有机磷时，优先处理毒性较大的农药中毒。

（2）按体内毒物浓度高低处理：有条件时尽早行毒物检测，并根据体内毒物检测结果做相应处理。先处理毒物浓度高的农药中毒。

（3）对症支持：控制抽搐、保护重要器官等。

【农药中毒的预防】

（1）加强农药管理：严禁将农药与粮食、蔬菜、饲料等混放在一起；盛过农药的器皿不得他用；农药要严格按照说明书使用，不得随意混配、加大用量；剧毒农药要加强保管，必要时采用双锁、双人管理。

（2）认真做好农药接触人员的保健工作：患有精神病、皮肤病者，月经期、怀孕期、哺乳期的妇女，儿童，应避免接触农药。

（3）加强个人防护：生产、操作时注意皮肤、呼吸道的防护，勤洗手，工作时不吸烟、不吃东西。

2. 有机磷农药中毒

【分类】

有机磷农药是指含有机（硫代）磷酸酯的农药杀虫剂，是目前应用最广泛的杀虫剂。有机磷农药（按照大鼠口服半数致死量）分为以下四类。

（1）剧毒类：内吸磷（1059、杀虱多）、对硫磷（1605、福利多）、甲拌磷（3911、西梅脱、塞美特）、硫特普（苏化 203、硫太普、触杀灵、二硫代特普、治螟灵）、丙氟磷、特普等。

（2）高毒类：敌敌畏、氧化乐果、甲胺磷、磷铵、水胺硫磷等。

（3）中毒类：乐果、碘依可酯（乙硫磷）、久效磷、敌百虫、杀蝗松等。

（4）低毒类：马拉硫磷（4049）、四硫特普、皮蝇磷、杀螟腈、甘草膦等。

【中毒原因】

我国生产和使用的有机磷农药大多数属于高毒类及中毒类农药，对人畜有一定毒性，在保管不善、使用不慎、防护不严时易造成中毒。我国每年口服农药中毒死亡人数约为 20 万人，其中绝大部分为有机磷农药中毒。

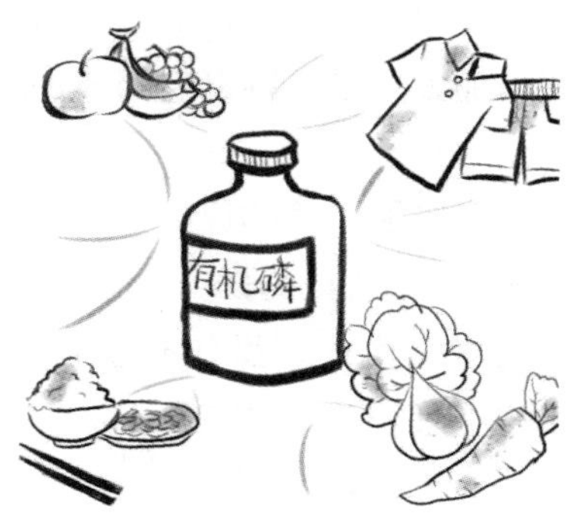

【诊断要点】

（1）接触史：有接触或误服有机磷农药史。应该特别重视意外中毒，如食用被污染的粮食、刚喷洒农药的水果及蔬菜，穿着被农药污染的衣物。

（2）气味：患者的衣物、皮肤、口腔、分泌物、洗胃液中有大蒜味（有机磷农药味）。

（3）临床表现：轻度中毒者表现为乏力、头昏、头痛、恶心、呕吐、腹痛、视力模糊；中度中毒者在轻度中毒表现的基础上，出现肌肉震颤、瞳孔明显缩小、流涎、大汗、腹痛、腹泻等，但意识尚清楚；重度中毒者表现为休克、肺水肿、脑水肿、呼吸麻痹等。

（4）实验室检查。

1）特异性指标：检测全血胆碱酯酶活性，不仅可以帮助诊断，还可以帮助判定中毒程度。该指标对于观察治疗效果和决定阿托品的使用剂量都具有重要的参考价值。全血胆碱酯酶降低至50％～70％为轻度中毒，降低至30％～50％为中度中毒，降低至30％以下为重度中毒。

2）对硝基苯酚（有机磷农药代谢产物）：中毒后对硝基苯酚可迅速出现在尿中，测定简便，有助于诊断。

【处理要点】

（1）有机磷农药中毒第一现场救治措施如下：

1）迅速脱离中毒现场，立即脱去被污染的衣服、鞋帽等。

2）用清水或肥皂水（敌百虫中毒者禁用）清洗被污染的头发、皮肤、手、脚等，绝对禁用各种浓度的乙醇溶液，因为乙醇可以增加毒物的吸收。经碱性液体清洗后，再用清水冲洗，直至闻不出农药气味为止，必要时可重复清洗。

3）口服中毒者应尽早催吐及洗胃。用清水、1∶5000高锰酸钾溶液（对硫磷中毒者禁用）、2%碳酸氢钠溶液（敌百虫中毒者禁用）洗胃，直至洗出液清晰、无农药气味为止。如无洗胃设备，中毒者又处于清醒状态，可让中毒者大量饮用温水，轻轻刺激咽喉使中毒者呕吐。如此反复多次，直至呕吐出的水清凉、无农药气味为止。此方法简便、快速、易行、有效。

4）中毒者发生呼吸困难时，尽量保持呼吸道通畅，有条件者应立即吸氧。

5）尽快转至医院救治。

（2）医院急救时进行有机磷毒物清除的要点：

1）清除未吸收的毒物。

• 皮肤接触者：将所有接触有机磷农药的衣服等彻底除去，并用清水或肥皂水彻底清洗。

• 眼睛接触者：可用2%碳酸氢钠溶液或生理盐水冲洗10～15分钟，然后滴入1%阿托品2～3滴。

• 口服中毒者：应立即催吐（仅适用于清醒者）、洗胃。

• 导泻与灌肠：可用硫酸钠或甘露醇，于洗胃结束后由胃管注入。大剂量硫酸镁有中枢神经系统抑制作用，故不宜使用。油类导泻剂可加速有机磷吸收，故禁用。

2）清除已吸收的毒物。

• 利尿：可用呋塞米（速尿）20～40mg，或利尿酸钠30～

50mg，静脉注射；甘露醇 250mL，静脉滴注。

• 服用解毒剂：及时正确地服用解毒剂。常见的有阿托品和胆碱酯酶复能剂。阿托品是目前抢救有机磷农药中毒最有效的解毒剂，但对晚期呼吸麻痹无效。采用阿托品治疗必须早、足、快、复。按轻、中、重的程度，每 2～30 分钟静脉注射 1～10mg，根据情况调整达到阿托品化后维持治疗，直到中毒症状消失。阿托品化的指标：瞳孔较前散大，心率增快，嘴干燥，面部潮红，唾液分泌减少，肺部湿啰音减少或消失，意识障碍减轻，昏迷者开始恢复，腹部膨胀，肠蠕动音减弱，膀胱有尿潴留等。必须根据以上指标综合判断，要根据情况用小剂量维持，以避免病情反复。阿托品的应用要把握适度原则，必须做到用药个体化，避免阿托品中毒。胆碱酯酶复能剂的使用目前尚有争议：一方面，胆碱酯酶复能剂的用量必须严格控制，用药过量会导致药物中毒；另一方面，胆碱酯酶复能剂对肾功能有一定损害，因此，患有肾病者需慎用。

• 透析：中毒急性期者，特别是合并急性肾衰竭者可经透析清除部分毒物。透析方法有血液透析、腹膜透析、结肠透析。但此方法效果不如血液灌流。

• 血液灌流：常用的血液灌流吸附剂有活性炭和中性树脂。由于能与血液直接接触，血液灌流吸附剂对脂溶性较高的有机磷有较高的清除率，尤其是活性炭吸附作用更强，可以清除血液中游离的毒物或与蛋白质结合的有机磷毒物，但不能清除已与红细胞膜、神经细胞突触前后膜和神经肌肉接头等部位的胆碱酯酶结合的有机磷毒物，也不能清除分布于脂肪等组织内的有机磷毒物。需要注意的是，血液灌流在清除血液中有机磷毒物的同时，亦可清除抗毒药物如阿托品，可能导致中毒症状加重或反跳。

急性有机磷中毒抢救流程如图 2−1 所示。

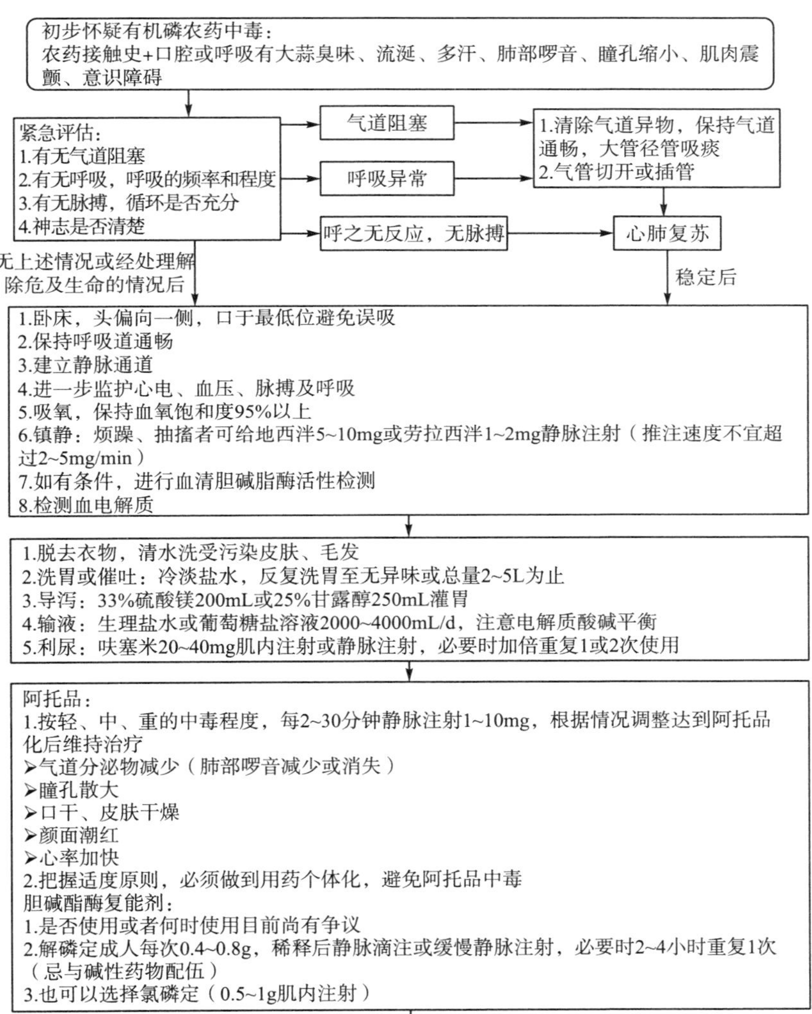

图 2－1　急性有机磷中毒抢救流程

3. 氨基甲酸酯类农药中毒

【中毒原因】

氨基甲酸酯类农药分为五类：①萘基氨基甲酸酯类农药，如西维因；②苯基氨基甲酸酯类农药，如叶蝉散；③氨基甲酸肟酯类农药，如涕灭威；④杂环甲基氨基甲酸酯类农药，如呋喃丹；⑤杂环二甲基氨基甲酸酯类农药，如异索威。

除少数农药如呋喃丹等毒性较大外，大多数农药为中、低毒性农药。

【诊断要点】

（1）有氨基甲酸酯类农药接触史。

（2）临床表现：轻度中毒者可出现头晕、头痛、乏力、视物模糊、全身麻木、多汗、面色苍白、恶心、呕吐、瞳孔缩小、肌肉震颤等；中度中毒者除上述症状外，可出现肌纤维颤动，主要在四肢和面部肌群；重度中毒者可出现肺水肿、休克、脑水肿、呼吸衰竭以及心脏、肝或肾功能损害。

（3）实验室检查：中毒后 12 小时内全血胆碱酯酶活性轻中度下降，呕吐物或清洗液中可测到相应毒物。

【处理要点】

（1）清除尚未吸收的毒物：尽快脱离中毒环境，脱去沾上农药的衣服、鞋袜等，并立即用碱性溶液清洗皮肤、洗胃等，不宜使用高锰酸钾溶液等氧化剂。导泻剂一般用盐类泻药。

（2）解毒治疗：阿托品为治疗氨基甲酸酯类农药中毒的首选药物，以常规用量 0.5～1mg 口服或肌内注射为宜，不必应用过大剂量。由于氨基甲酸酯类农药在体内代谢迅速，胆碱酯酶活性恢复很快，可不使用肟类胆碱酯酶复能剂。有些氨基甲酸酯类农药如西维因急性中毒时，使用肟类胆碱酯酶复能剂反而会增强毒性和抑制胆碱酯酶活性，影响阿托品的治疗效果。氨基甲酸酯类农药和有机磷农药混合中毒者，可先用阿托品，在中毒一段时间后，酌情适量使用胆碱酯酶复能剂。需特别注意的是，胆碱酯酶复能剂解磷定对缓解氨基甲酸类农药中毒症状不但无益，反而有副作用。因此，此类农药中毒切不可用解磷定。

4. 拟除虫菊酯类农药中毒

【中毒原因】

拟除虫菊酯类农药主要有溴氰菊酯（敌杀死、凯素灵、凯安保）、氰戊菊酯（速灭杀丁、敌虫菊酯、戊酸氰醚酯）、氯氰菊酯（兴棉宝、灭百可、安绿宝），以溴氰菊酯最常见。

拟除虫菊酯类农药是模拟天然除虫菊素，由人工合成的一类杀虫剂，具有杀虫谱广、效果好、残留低、无蓄积作用等优点。拟除虫菊酯类农药除可防治农业害虫外，在防治蔬菜、果树害虫等方面也有较好的效果，对蚊、蟑螂、头虱等害虫，也有相当满意的灭杀效果。由于其应用范围广、应用数量大、接触人群多，所以中毒病例屡有发生。

杀虫剂拟除虫菊酯类农药为高沸点的黄色或黄褐色油状液体，也有的为无色无味固体结晶，均具有脂溶性，难溶于水而易溶于多种有机溶剂，市面上销售的产品多制成乳油。拟除虫菊酯类农药大多不易挥发，在水和空气中不易扩散，在酸性介质中稳定，遇碱易分解失效。拟除虫菊酯类农药在哺乳动物体内吸收、分布、转化、排出均非常快。其特点是对农业害虫杀灭力度大，而对人畜毒性很低。

【诊断要点】

（1）有拟除虫菊酯类农药接触史。

（2）临床表现：轻度中毒者表现为头痛、头晕、恶心、呕吐、乏力、视力模糊、上腹部灼痛；中度中毒者表现为嗜睡、流涎、胸闷、四肢肌肉震颤、抽搐、心律失常；重度中毒者表现为四肢痉挛、角弓反张、呼吸困难、发绀、肺水肿，甚至休克。

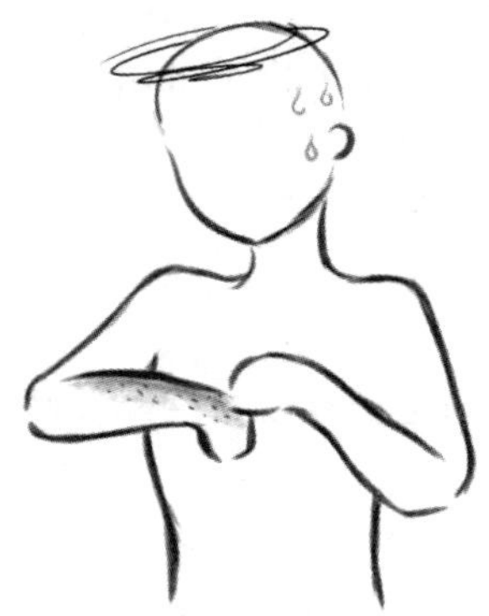

（3）实验室检查：呕吐物及胃内容物鉴定可确定诊断。该类药物排泄迅速，停止接触 12 小时后尿中就难以检出。

【处理要点】

迅速脱离中毒环境，彻底清除毒物，目前尚缺乏特效解毒剂，以对症治疗为主。

（1）清除尚未吸收的毒物：立即将中毒者移出污染区，脱去染毒的衣物，用清水清洗染毒的部位，皮肤如有污染应用肥皂水清洗。口服中毒者可用碳酸氢钠溶液（2%～4%）洗胃，洗胃后用 50～80g 药用炭制成混悬液，灌入胃内以吸附毒物，再给予硫酸钠 30～50g 导泻。吸入中毒者可给予半胱胺酸衍生物（如甲基半胱氨酸）雾化吸入 15 分钟。

（2）应用解毒药物治疗：急性中毒以对症治疗为主，重度中毒者应加强支持治疗。拟除虫菊酯与有机磷的混配农药导致急性中毒时，因有机磷农药的毒性明显高于拟除虫菊酯，中毒者的临床表现一般与急性有机磷农药中毒相似，故应先检测全血胆碱酯酶活性，参照急性有机磷农药中毒的治疗方法进行治疗。先采用阿托品、胆碱酯酶复能剂等药物治疗，而后给予对症处理。不能排除有机磷农药中毒时，可用适量阿托品试验治疗，密切观察治疗反应。对重度拟除虫菊酯类农药中毒出现肺水肿者，可用少量阿托品治疗，但应注意避免过量使用造成阿托品中毒。

（3）对症治疗：控制抽搐对急救该类农药中毒至关重要，目前国内较多用地西泮或巴比妥类药物肌内注射或静脉注射。抽搐未发作前可预防性使用，抽搐控制后应维持用药，防止再抽搐。剂量视病情而定，抽搐时用量较大，以用地西泮 10～20mg 或异戊巴比妥钠（阿米妥钠）0.1～0.3g 静脉缓慢注射为好，但应注意它们有抑制呼吸的作用。维持和预防用药则剂量相对较小，可做肌内注射或静脉滴注。阿托品只能用于对症治疗，控制流涎和出汗等症状，剂量为 0.5～1mg，肌内注射或皮下注射，发生肺水肿者可增大剂量至每次 1～2mg，但总量不宜大，达到控制症状的目的即可。切不可用阿托品进行解毒治疗，否则将加重抽搐，甚至导致死亡。重症伴肺水肿或严重心肌损害及有全身变态反应者（如哮喘），应加用糖皮质激素。发生过敏性休克反应者应立即皮下注射肾上腺素（1∶1000）0.5～1mL。

（4）其他治疗：静脉滴注利尿剂，促进排毒，适当补充碳酸氢钠等碱性溶液，并给予葡醛内酯（肝太乐）以促进毒物分解、代谢，并排出体外；皮肤局部损害者，清洗后涂维生素 E 或氨基甲酸乙酯霜；有过敏性皮炎者尚应加用氟轻松乳膏等糖皮质激素外用药。

5. 有机氯农药中毒

【中毒原因】

有机氯农药是有杀虫效果的有机化合物。大多数有机氯农药具有生产成本低、能在动植物及环境中长期残留等特性。所以，有机氯农药可导致慢性蓄积性中毒。其杀虫效果优良，曾是最常用的杀虫剂，也因此成为世界上最常见的环境污染物之一。

有机氯农药一般分为以苯为合成原料的氯化苯类农药和不以苯为原料的氯化甲撑萘制剂两大类。前者有 DDT、六六六等，后者有氯丹、七氯化茚、狄氏剂、异狄氏剂、艾氏剂、异艾氏剂、毒杀芬、碳氯特灵、虫必死（HCH、BHC）、阿特灵、地特灵、安特灵、安杀番、飞布达、毒杀芬、灭蚁乐、RATDS 等。最常用的有机氯农药是六六六和二二三（DDT）。

【中毒表现】

中毒症状的出现时间和严重程度，随毒物的种类、剂型、量和进入途径不同而异，一般在 30 分钟到数小时内出现症状。轻度中毒者表现为头痛、头晕、乏力、视物模糊、恶心、呕吐、腹痛、腹泻、易激动，偶有肌肉不自主抽动等；中毒较重者表现为多汗、流涎、震颤、抽搐、腱反射亢进、心动过速、发绀、体温升高等；重症中毒者可呈癫痫样发作或出现阵挛性、强直性抽搐，偶尔在剧烈发作和反复发作后陷入昏迷和呼吸衰竭，甚至死亡。反复抽搐后可有精神改变（如健忘、定向力障碍）或共济失调等。

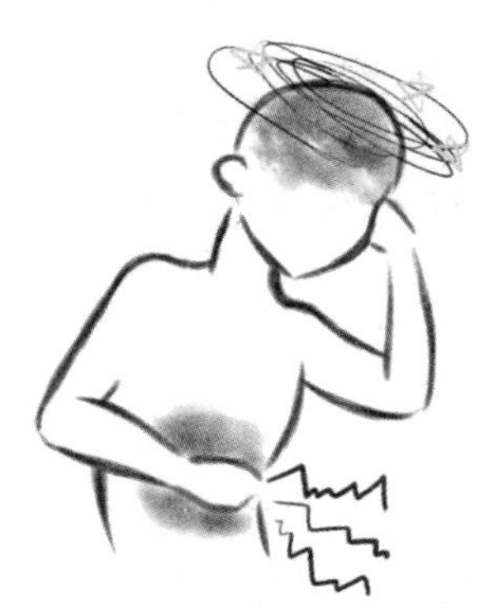

某些制剂如六六六等的中毒者可有血糖浓度升高及血钙浓度降低。

由呼吸道吸入中毒者还有眼、鼻刺激症状，咽喉部不适，喉痉挛，气管炎及支气管炎，肺炎等；重症者有剧烈咳嗽、咳痰、咯血、呼吸困难、肺部湿啰音等肺水肿征象，或有鼻出血。

皮肤接触六六六或 DDT 等后，中毒者可发生接触性皮炎或过敏性皮炎，有时发生结膜炎或支气管哮喘。

氯丹的结构和毒性与二噁英相似，可影响人类中枢神经，急性中毒可导致抽搐、窒息。动物实验亦证实氯丹会破坏生殖器官，长期使用会导致肝功能异常、贫血等。长期在有机氯环境中的工人，有肝脏肿大的可能。

【诊断要点】

有毒物接触史，出现神经系统症状等，排除其他疾病后做出诊断。有条件时行毒物检测。

【处理要点】

尚无特效解毒药物，主要是积极采取综合措施救治。

（1）清除毒物：口服中毒者在催吐后用1%～2%碳酸氢钠溶液或生理盐水洗胃，硫酸钠（硫酸镁）导泻（勿用油脂类导泻剂）；吸入中毒时，立即将中毒者撤离中毒场所，移至空气新鲜处；皮肤沾染中毒时，立即用肥皂水或2%～5%碳酸氢钠溶液清洗，然后再用清水彻底清洗；眼睛沾染毒物或出现结膜炎时，用生理盐水、2%碳酸氢钠溶液或清水冲洗。

（2）促进毒物排泄：静脉滴注“葡萄糖溶液＋维生素 C”，以保护心脏和肝脏，促进排毒。

（3）对症治疗：

1）有烦躁或惊厥时，选用镇静剂，如巴比妥类、水合氯醛、副醛、地西泮等。

2）如有血钙浓度降低，可由静脉缓慢注射10%葡萄糖酸钙，每4～6小时1次。

3）持续而严重的中毒抽搐者，如有脑水肿症状和体征，加用脱水剂（如甘露醇等）静脉注射可以减低脑压，有助于缓解抽搐症状，并有加速排毒的作用。

4）支气管哮喘中毒者采用一般对症治疗，勿使用肾上腺素。在有机氯作用下心脏对肾上腺素敏感，易导致心室颤动。

5）呼吸困难时，给予氧吸入并采取其他综合措施。

6）发生皮炎时，可用1%碳酸氢钠溶液清洗，并用氢化可的松软膏或泼尼松软膏等涂敷。

7）眼睛疼痛时，可用2%盐酸普鲁卡因溶液点眼。

（4）禁止摄入油脂性食物、牛奶及烟酒。

（二）常见杀鼠剂中毒

1. 杀鼠剂相关知识

【定义】

杀鼠剂是用于控制鼠害的一类农药。狭义的杀鼠剂仅指具有毒杀老鼠作用的化学药剂；广义的杀鼠剂还包括熏杀鼠类的熏蒸剂、防止鼠类损坏物品的驱鼠剂、使鼠类失去繁殖能力的不育剂、能提高其他化学药剂灭鼠效率的增效剂等。

【分类】

杀鼠剂按杀鼠的速度可分为速效性杀鼠剂和缓效性杀鼠剂两大类。①速效性杀鼠剂：又称急性单剂量杀鼠剂，如磷化锌、安妥等。其特点是作用快，鼠类取食后即可致死。缺点是毒性高，对人畜不安全，并可产生二次中毒，且如果鼠类取食一次后不能致死，易产生拒食性。②缓效性杀鼠剂：又称慢性多剂量杀鼠剂，如杀鼠灵、敌鼠钠、鼠得克、大隆等。其特点是药剂在鼠体内排泄慢，鼠类连续取食数次，药剂蓄积到一定剂量才可使鼠中毒致死，对人畜危险性较小。

杀鼠剂按来源可分为三类：①无机杀鼠剂，如黄磷、白砒等；②植物性杀鼠剂，如马前子、红海葱等；③有机合成杀鼠剂，如杀鼠灵、敌鼠钠、大隆等。

杀鼠剂按作用方式可分为胃毒性杀鼠剂、熏蒸性杀鼠剂、驱鼠剂和诱鼠剂、不育剂四大类。①胃毒性杀鼠剂：药剂通过鼠取食进入消化系统，使鼠中毒死亡。这类杀鼠剂一般用量低、适口性好、杀鼠效果好、对人畜安全，是目前主要使用的杀鼠剂，主要品种有敌鼠钠、溴敌隆、杀鼠醚等。②熏蒸性杀鼠剂：药剂蒸发或燃烧释放有毒气体，经鼠呼吸系统进入鼠体内，使鼠中毒死亡，如氯化苦、溴甲烷、磷化锌等。其优点是不受鼠取食行动的影响，且作用快，无二次毒性；缺点是用量大，施药时对防护条件及操作技术要求高，操作费工。③驱鼠剂和诱鼠剂：驱鼠剂的作用是驱避鼠，使鼠不愿意靠近施用过药剂的物品，以保护物品不被鼠咬。诱鼠剂是将鼠诱集，但不直接杀害鼠的药剂。④不育剂：通过药物的作用使雌鼠或雄鼠不育，降低出生率，以达到防除的目的。不育剂属于间接杀鼠剂，亦称化学绝育剂。

【使用方法】

杀鼠剂的使用方法因药剂品种、使用剂量和鼠类栖息地等情况不同而异。杀鼠剂一般制成毒饵、毒水、毒粉、毒糊投放。此外，氟乙酰胺溶液能被牧草吸收并传导至植株各部分，对营地下生活的鼢鼠具有毒杀作用。

【应急救治原则】

常见杀鼠药急性中毒的应急救治原则：

（1）现场急救：首先使中毒者迅速脱离中毒环境，迅速消除威胁生命的中毒反应，维持循环和呼吸功能。

(2) 清除毒物：迅速切断毒源，清除尚未吸收的毒物。毒物溅入眼睛者，须立即用清水、生理盐水或2%碳酸氢钠溶液反复冲洗，洗后滴入2%后马托品。口服摄入毒物者，应急救治时可先取牛奶或鸡蛋清与水的混合液200mL，并催吐。催吐、洗胃和导泻是常用的三条急救措施。

(3) 及时、准确使用特效解毒药物。

(4) 对症治疗和支持疗法。

2. 安妥中毒

【中毒原因】

安妥又名α萘基硫脲或甲萘硫脲，为杀鼠特效药。经消化道吸收后，安妥主要分布于肝、肺、肾及神经系统，大部分从肾排出。安妥对黏膜有刺激作用，吸收后可损害肺毛细血管，引起肺水肿、胸膜炎、胸膜渗液，甚至肺部出血。肝细胞、肾细胞也可发生变性、坏死。安妥在肠道碱性环境中可大量溶解，并增强毒性，因此在摄入后数小时出现毒性反应，导致代谢功能紊乱等症状。

【中毒表现】

(1) 食用不久后即可出现口渴、恶心、呕吐、口臭、胃部有灼热感及胀感、头晕、嗜睡等症状。

(2) 中毒者呼吸道症状：肺水肿、胸膜炎所致刺激性咳嗽、呼吸困难、发绀、咳出粉红色泡沫痰、肺部有啰音等。若有胸膜渗液，可有呼吸音减低，叩诊实音或浊音。

(3) 中毒者代谢功能降低，体温降低，血糖浓度一过性增高。

(4) 中毒者可有结膜充血、眼球水平震颤，或有肝大、黄疸、血尿、蛋白尿等。

（5）中毒者最后可发生躁动、惊厥、意识模糊以至休克、肺水肿、窒息等。

【诊断要点】

有明确服用毒物史者较易确诊。对可疑病例应做毒物检测。

【处理要点】

（1）清除毒物：催吐、洗胃、导泻，可用白醋加水后高位灌肠，输液、利尿以促进毒物排泄。

（2）保护重要器官，防治肺水肿及肝肾功能损伤。

（3）乙酰半胱氨酸可能降低硫脲衍生物的毒性，可用 0.2g 乙酰半胱氨酸加 5%葡萄糖溶液 10～20mL 稀释后静脉注射，一天 1 或 2 次。若为慢性中毒，可肌内注射乙酰半胱氨酸 0.2g/d，10～20 天为一个疗程，也可口服乙酰半胱氨酸 0.2～0.3g，一天 3 次，5～7 天为一个疗程，必要时可重复一个疗程。

3. 抗凝血类杀鼠剂中毒

【中毒原因】

抗凝血类杀鼠剂种类较多，常见的有溴敌隆（灭鼠酮、乐万通）、溴鼠隆（大隆、溴敌拿鼠等）、杀鼠醚（立克命）、灭鼠灵（华法林）、敌鼠（鼠克命、双苯杀鼠酮等）、克灭鼠（呋杀鼠灵等）等。抗凝血类杀鼠剂是一类高毒抗凝血性杀鼠剂，是日常生活中常见的一种毒物。其中毒潜伏期长，中毒症状在 12～24 小时出现，3～5 天达高峰期。

【中毒表现】

（1）潜伏期为 3～7 天。中毒量小者无出血现象，可不治自愈。达到一定剂量时，中毒者表现为广泛性出血，可并发休克。

（2）可见出血时间、凝血时间和凝血酶原时间延长，凝血因子Ⅴ、Ⅶ、Ⅸ、Ⅹ减少或活动度下降。呕吐物、洗胃液中可检出毒物成分。

【诊断要点】

根据毒物服用史或接触史，结合临床特点能做出诊断。但早期未出现出血症状时不易诊断，对于疑似中毒者，检查凝血酶原时间、凝血酶原活动度有助于早期发现出血中毒者。有时需要行体内毒物检测方能确诊。

临床上，抗凝血类杀鼠剂中毒者需与血友病、血小板减少性紫癜等鉴别。

【处理要点】

（1）立即洗胃、催吐。洗胃后可注入活性炭吸附毒物，或用20%～30%硫酸镁导泻。

（2）维生素 K_1 是特效拮抗剂，轻者每天 10～20mg，重者6～8小时 30～50mg，视病情增减，一般用药 14～30 天。

（3）出血严重者，应及时输血浆或红细胞。

（三）除草剂中毒

1. 除草剂中毒相关知识

【定义】

除草剂是指可使杂草全部或选择性地枯死的药剂，又称除莠剂，是用以消灭或抑制植物生长的一类物质。常用的除草剂为有机化合物，可广泛用于防治农田、果园、花卉苗圃、草原及非耕地、铁路线、河道、水库、仓库等地的有害植物。目前，除草剂发展渐趋平稳，我们主要推广高效、低毒、广谱、低用量、对环境污染小的一次性除草剂。

【分类】

除草剂可按作用方式、施药部位、化合物来源等分类。

除草剂根据作用方式可分为两类。①选择性除草剂：不同种类的苗木对除草剂的抗性不同。选择性除草剂可以杀死杂草，而对苗木无害。选择性除草剂有盖草能、氟乐灵、扑草净、西玛津、果尔等。②灭生性除草剂：灭生性除草剂对所有植物都有毒性，只要接触，苗木和杂草都会受害或被杀死。灭生性除草剂主要在播种前、播种后出苗前、苗圃主副道上使用。灭生性除草剂有草甘膦等。

除草剂根据在植物体内的移动情况可分为三类。①触杀型除草剂：触杀型除草剂与杂草接触时，只杀死与药剂接触的部分，起到局部杀伤作用，在植物体内不能传导。触杀型除草剂只能杀死杂草的地上部分，对杂草的地下部分或有地下茎的多年生深根性杂草效果较差。触杀型除草剂有除草醚、百草枯等。②内吸传导型除草剂：内吸传导型除草剂被根系、叶片、芽鞘或茎部吸收后，传导到植物体内，使植物死亡。内吸传导型除草剂有草甘膦、扑草净等。③内吸传导触杀综合型除草剂：内吸传导触杀综合型除草剂具有内吸传导、触杀的双重功能，如杀草胺等。

除草剂根据化学结构可分为两类。①无机化合物除草剂：由天然矿物原料组成，不含碳元素，如氯酸钾、硫酸铜等。②有机化合物除草剂：主要由苯、醇、脂肪酸、有机胺等有机化合物合成，如果尔、扑草净等。

除草剂按使用方法可分为三类。①茎叶处理剂：将除草剂溶液兑水，以细小的雾滴均匀地喷洒在植株上，这种喷洒到植株上使用的除草剂叫茎叶处理剂，如盖草能、草甘膦等。②土壤处理剂：将除草剂均匀地喷洒到土壤上形成一定厚度的药层，杂草的幼芽、幼苗及根系因接触吸收而被杀灭，这种除草剂叫土壤处理剂，如西玛津、扑草净、氟乐灵等，可采用喷雾法、浇洒法、毒土法。③茎叶土壤处理剂：既可做茎叶处理，也可做土壤处理，如阿特拉津等。

【操作技术】

严格掌握作物对除草剂的敏感性、作物敏感期和施药时期；严格选用不同种类的除草剂，严格把握除草剂的用量和浓度，严格规范地使用除草剂；严格遵循除草剂的混用原则。

2. 吡啶类除草剂中毒

【定义】

吡啶类除草剂因种类及剂型不同，毒性也略不相同。吡啶类除草剂包括百草枯、敌草快、燕麦枯、灭草松等。除百草枯、敌草快外，其他多属于低毒性农药。

【中毒表现】

口服者出现口腔、咽部烧灼感，继而出现恶心、呕吐、腹痛、腹泻，数小时后出现整个消化道炎症，2～5 天出现舌、咽部、食管溃疡，1 周左右出现中毒性肝炎或急性肾衰竭。中毒者出现黄疸，少尿或无尿。轻度中毒者有咳嗽、胸痛、气促，重度中毒者有呼吸困难、发绀，直至呼吸衰竭而死亡。部分中毒者早期呼吸道症状不明显，但在 1～2 周内出现肺部症状，最终因肺纤维化、呼吸衰竭而死亡。个别中毒者可有中毒性心肌炎或高铁血红蛋白血症。呼吸道及皮肤接触可引起上呼吸道刺激症状，接触部位皮肤出现红肿、红斑、水疱、溃疡或坏死等。

【诊断要点】

有明确毒物接触史，结合临床症状及体征，可明确诊断。对疑似中毒者，可行毒物检测。

【处理要点】

（1）立即将中毒者移离中毒现场，使其静卧于空气新鲜处。

皮肤污染者要用肥皂水或清水彻底清洗；眼睛污染者要用清水冲洗 15 分钟以上；口服者应尽快催吐，用 0.5%活性炭或 2%碳酸氢钠溶液洗胃，洗胃后胃内留置 50～100g 的活性炭，然后用 20%甘露醇 250mL 或硫酸钠 30g 导泻。

（2）尽快加强利尿，最好在中毒 12 小时内行血液灌流。

（3）早期给予大剂量肾上腺皮质激素可有助于控制病情。

（4）百草枯等中毒，原则上不主张吸氧，中毒者只有在呼吸困难、发绀、氧分压低于 40mmHg 时才吸氧。

（5）其他对症治疗及支持治疗。

3. 五氯酚除草剂中毒

【中毒原因】

五氯酚钠为白色或淡红色粉末，有特殊臭味，是一种除草剂及灭钉螺药物。五氯酚钠毒性中等，通过各种途径进入人体后的急性致死量为 2g 左右。

【中毒表现】

五氯酚除草剂对皮肤、眼睛及呼吸道有刺激作用，可经皮肤、黏膜、呼吸道及消化道进入体内。中毒多发生在高温季节，中毒原因多为皮肤吸收。

五氯酚除草剂中毒以急性中毒为主，一般经数小时的潜伏期后（也有在停止接触后 2～3 天）突然发病，进展迅速。中毒者早期主要表现为头晕、头痛、兴奋、激动、恶心、呕吐、腹痛、腹泻、乏力、多汗、发热，继而体温突然升高，可达 40～41℃，大汗淋漓，头痛加剧，出现代谢性酸中毒，并可迅速陷入昏迷，出现抽搐、呼吸困难等。如不及时治疗，中毒者多于 24 小时内出现血糖浓度升高及尿糖浓度、血压先升高后降低，肺水肿，脱水，酸中毒，休克，最后死于高热和循环衰竭。如中毒者能度过急性期，往往在病程中合并肝肾损害。

皮肤接触者可出现皮肤烧灼感、轻微疼痛及接触性皮炎等。眼部接触者可出现眼部刺痛、流泪、结膜炎。吸入中毒者出现咳嗽、胸闷、气促、发热、呼吸音异常，可有间质性肺炎。

慢性中毒多发生于生产工人，中毒者表现出食欲减退、乏力、胃肠功能紊乱、低热、失眠、心悸、低血压等症状，有的出现血小板减少性紫癜、周围神经炎等。

【诊断要点】

有明确毒物接触史，结合中毒症状及体征，可明确诊断。对疑似中毒者，可行毒物检测。

【处理要点】

（1）吸入及皮肤中毒：中毒者应立即脱离现场，静卧，保持呼吸通畅；脱去已被污染的衣物，用清水或肥皂水清洗皮肤，密切观察病情变化。眼部污染者可用3%硼酸溶液冲洗。口服中毒者应催吐及应用2%碳酸氢钠溶液洗胃，并可适当给予蛋清、牛奶、豆浆以保护胃黏膜。

（2）积极处理高热：对高热、抽搐者采用物理降温或使用冬眠药物（氯丙嗪25～50mg加入5%葡萄糖盐水500mL，静脉滴注，2小时内滴完，也可加入异丙嗪以加强降温效果）。

（3）快速补充因呕吐、高热、大汗所丢失的液体，纠正脱水，并用5%碳酸氢钠溶液静脉注射，纠正酸中毒。溶液内还应包括葡萄糖、ATP和辅酶A等，以补充机体所需的能量。补充维生素B、维生素C，给予保肝药物，高蛋白、高糖饮食。

（4）局部皮损按接触性皮炎的治疗方法处理。

（5）对抽搐者尽快应用地西泮10mg，肌内注射或静脉注射，水合氯醛10～20mL灌肠和（或）中药紫雪丹、安宫牛黄丸等治疗。治疗中忌用阿托品、巴比妥类药物。因为阿托品可抑制出汗、减少散热，会使体温升高；而巴比妥类药物对五氯酚钠有增毒作用。

（四）酒精中毒

酒精中毒俗称醉酒，是指一次摄入大量酒精（乙醇）后产生的机体机能异常状态，对神经系统和肝脏损伤最严重。医学上酒精中毒可分为急性酒精中毒和慢性酒精中毒两种。前者可在短时间内给中毒者带来较大伤害，甚至可以直接或间接导致死亡；后者给中毒者带来的是累积性伤害，如酒精依赖、精神障碍、酒精性肝硬化及诱发某些癌症（口腔癌、舌癌、食管癌、肝癌）等。

酒精的中毒量和致死量因人而异。中毒量一般为纯酒精70～80mL，致死量为250～500mL。是否发生酒精中毒与下述因素有关：胃内有无食物（空腹者吸收快）、是否食入了脂肪性食物（脂肪性食物可减慢酒精的吸收）、胃肠功能（胃肠功能好者吸收迅速）、人体处理酒精的能力（能迅速将乙醇转化为乙酸者不易中毒）等。

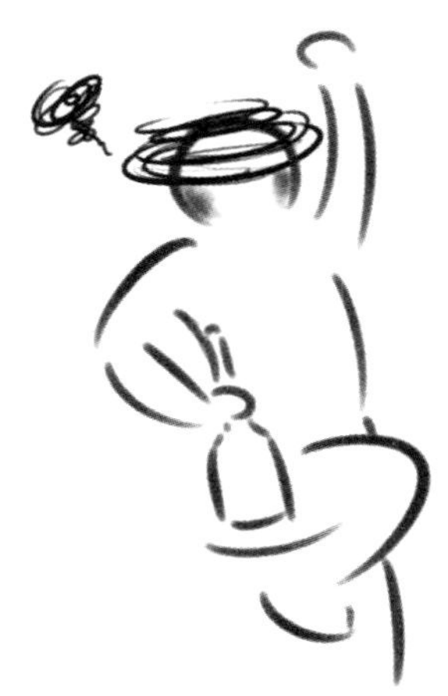

酒精中毒还可分为单纯性醉酒和复杂性醉酒。

单纯性醉酒又称为普通醉酒，是指一次性大量饮酒引起的急性中毒。中毒的严重程度与饮酒速度、饮酒量、血中酒精浓度以及个体耐受性有关。单纯性醉酒在临床上通常分为兴奋期、共济失调期及昏睡期。轻症中毒者饮酒后精神状态异常，如话多、易怒、面色潮红或苍白、眼部充血、心率加快、头昏、头痛等。随着病情进展，中毒者出现步态不稳、动作笨拙、言语含糊、语无伦次、视物模糊及重影，并可有恶心、呕吐等。重症中毒者呈昏睡状态，面色苍白，口唇青紫，皮肤湿冷，体温下降，呼吸浅表，瞳孔扩大。严重者陷入深昏迷，出现血压下降、呼吸缓慢、心率加快，甚至死亡。

复杂性醉酒指大量饮酒过程中或饮酒后，中毒者突然出现强烈的精神运动性兴奋和严重的意识混乱状态。此时中毒者意识障碍加重，精神运动性兴奋更为强烈，持续时间更长，容易出现暴力行为，如报复性伤害、杀人毁物及性犯罪等。中毒者对周围情况仅有模糊的认知，对发作经过部分或全部遗忘。

【诊断要点】

酒精中毒的诊断并不困难。中毒者有饮酒史并有相关症状，同时呼出的气体有酒味，呼气及血液酒精检查结果显示血液中有一定浓度的酒精。

【处理要点】

（1）大量饮酒后如果出现不适感，应立即反复催吐，这是防止酒精中毒最有效的措施，可以大大减轻中毒者的痛苦和伤害，起到事半功倍的效果。但是如果饮酒超过 1 小时，洗胃效果将大大降低，因为饮入的酒精大多数在 1 小时内被吸收。因此饮酒后超过 1 小时不推荐洗胃。

（2）轻症中毒者无需治疗，可以适当吃一些含糖较多的食物，如苹果、香蕉、柑橘、蜂蜜等，以及富含维生素 C 及维生素 B 的食物，同时多饮水，以促进排尿。对躁动者可以适当加以约束，重点保护其头面部，以免碰伤。

（3）对于昏睡和昏迷的中毒者以及有心血管疾病的中毒者，应该送去医院检查治疗。在到达医院前要让中毒者采取侧卧位，并注意保持呼吸道通畅。

（4）并不是所有的酒精中毒者都必须去医院，如中毒者一般情况较好，有时可以不去医院。对于不去医院的中毒者，最重要的是身边一定要有人看护，直至中毒者清醒。千万不要让中毒者独睡，否则中毒者在睡眠时有可能因呕吐而发生窒息死亡。

（5）对于重症中毒者，在医院治疗时要密切观察生命体征，最好实施心电监护，同时补液、补糖及维持水、电解质平衡，防止合并症的发生。对深昏迷的中毒者可以应用纳洛酮促醒，对狂躁中毒者可以应用镇静类药物。一些中医辅助疗法对酒精中毒者有帮助，因此可以试用。

急性酒精中毒抢救流程如图 2—2 所示。

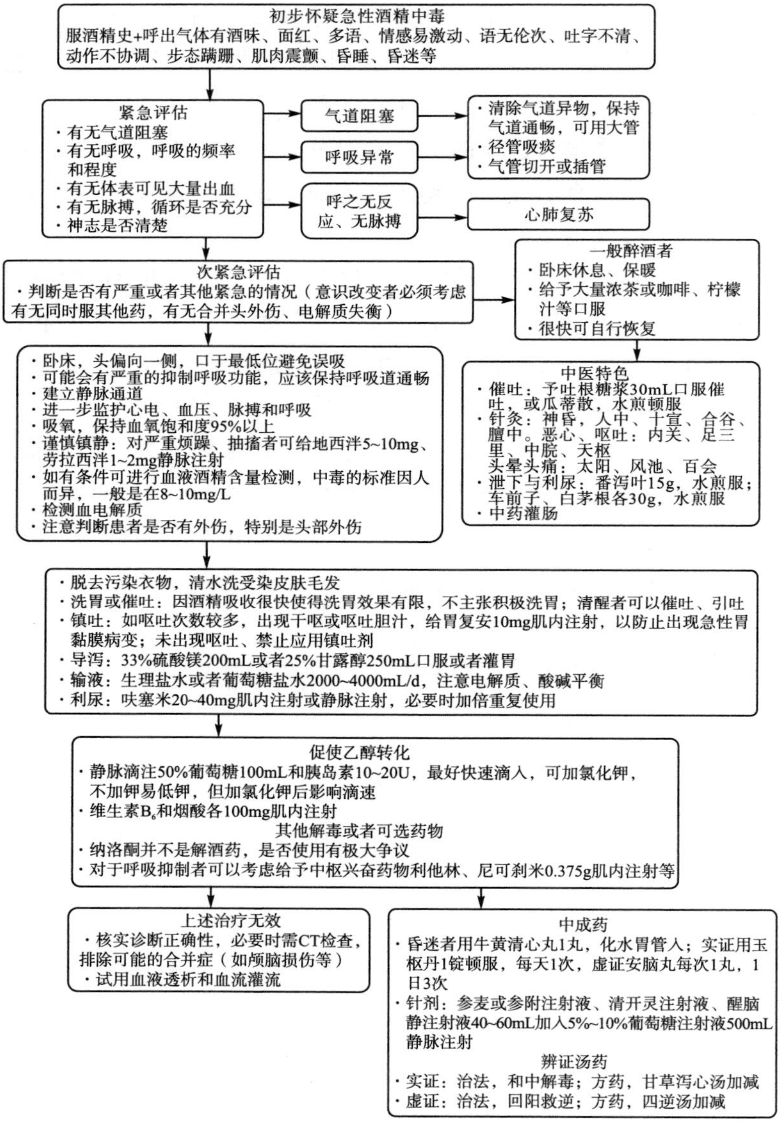

初步怀疑急性酒精中毒
服酒精史+呼出气体有酒味、面红、多语、情感易激动、语无伦次、吐字不清、动作不协调、步态蹒跚、肌肉震颤、昏睡、昏迷等

↓

紧急评估
- 有无气道阻塞
- 有无呼吸，呼吸的频率和程度
- 有无体表可见大量出血
- 有无脉搏，循环是否充分
- 神志是否清楚

→ 气道阻塞 → 呼吸异常 →
- 清除气道异物，保持气道通畅，可用大管
- 径管吸痰
- 气管切开或插管

→ 呼之无反应、无脉搏 → 心肺复苏

↓

次紧急评估
- 判断是否有严重或者其他紧急的情况（意识改变者必须考虑有无同时服其他药，有无合并头外伤、电解质失衡）

→ 一般醉酒者
- 卧床休息、保暖
- 给予大量浓茶或咖啡、柠檬汁等口服
- 很快可自行恢复

↓

中医特色
- 催吐：予吐根糖浆30mL口服催吐，或瓜蒂散，水煎顿服
- 针灸：神昏，人中、十宣、合谷、膻中。恶心、呕吐：内关、足三里、中脘、天枢
  头晕头痛：太阳、风池、百会
- 泄下与利尿：番泻叶15g，水煎服；车前子、白茅根各30g，水煎服
- 中药灌肠

↓

- 卧床，头偏向一侧，口于最低位避免误吸
- 可能会有严重的抑制呼吸功能，应该保持呼吸道通畅
- 建立静脉通道
- 进一步监护心电、血压、脉搏和呼吸
- 吸氧，保持血氧饱和度95%以上
- 谨慎镇静：对严重烦躁、抽搐者可给地西泮5~10mg、劳拉西泮1~2mg静脉注射
- 如有条件可进行血液酒精含量检测，中毒的标准因人而异，一般是在8~10mg/L
- 检测血电解质
- 注意判断患者是否有外伤，特别是头部外伤

↓

- 脱去污染衣物，清水洗受染皮肤毛发
- 洗胃或催吐：因酒精吸收很快使得洗胃效果有限，不主张积极洗胃；清醒者可以催吐、引吐
- 镇吐：如呕吐次数较多，出现干呕或呕吐胆汁，给胃复安10mg肌内注射，以防止出现急性胃黏膜病变；未出现呕吐、禁止应用镇吐剂
- 导泻：33%硫酸镁200mL或者25%甘露醇250mL口服或者灌胃
- 输液：生理盐水或者葡萄糖盐水2000~4000mL/d，注意电解质、酸碱平衡
- 利尿：呋塞米20~40mg肌内注射或静脉注射，必要时加倍重复使用

↓

促使乙醇转化
- 静脉滴注50%葡萄糖100mL和胰岛素10~20U，最好快速滴入，可加氯化钾，不加钾易低钾，但加氯化钾后影响滴速
- 维生素B_6和烟酸各100mg肌内注射

其他解毒或者可选药物
- 纳洛酮并不是解酒药，是否使用有极大争议
- 对于呼吸抑制者可以考虑给予中枢兴奋药物利他林、尼可刹米0.375g肌内注射等

↓

上述治疗无效
- 核实诊断正确性，必要时需CT检查，排除可能的合并症（如颅脑损伤等）
- 试用血液透析和血流灌流

↓

中成药
- 昏迷者用牛黄清心丸1丸，化水胃管入；实证用玉枢丹1锭顿服，每天1次，虚证安脑丸每次1丸，1日3次
- 针剂：参麦或参附注射液、清开灵注射液、醒脑静注射液40~60mL加入5%~10%葡萄糖注射液500mL静脉注射

辨证汤药
- 实证：治法，和中解毒；方药，甘草泻心汤加减
- 虚证：治法，回阳救逆；方药，四逆汤加减

图 2—2　急性酒精中毒抢救流程

（五）镇静催眠药中毒

【中毒原因】

镇静催眠药通常分为三类：苯二氮䓬类镇静催眠药（如地西泮、硝西泮、艾司唑仑、阿普唑仑等）、巴比妥类镇静催眠药（如苯巴比妥、异戊巴比妥、司可巴比妥、硫喷妥钠等）、其他类。镇静催眠药对中枢神经系统有抑制作用，具有安定、松弛横纹肌及抗惊厥作用。镇静催眠药过量可致中毒，抑制呼吸中枢与血管运动中枢，导致呼吸衰竭和循环衰竭。

【中毒表现】

镇静催眠药的急性中毒症状因药物的种类、剂量、作用时间、是否空腹以及个体体质不同而轻重各异。

（1）神经系统症状：嗜睡、神志恍惚甚至休克、言语不清、瞳孔缩小、共济失调、腱反射减弱或消失。

（2）呼吸系统与循环系统：呼吸减慢或不规则，严重时呼吸浅慢甚至停止；皮肤湿冷，脉搏细速，发绀，尿少，血压下降，休克。

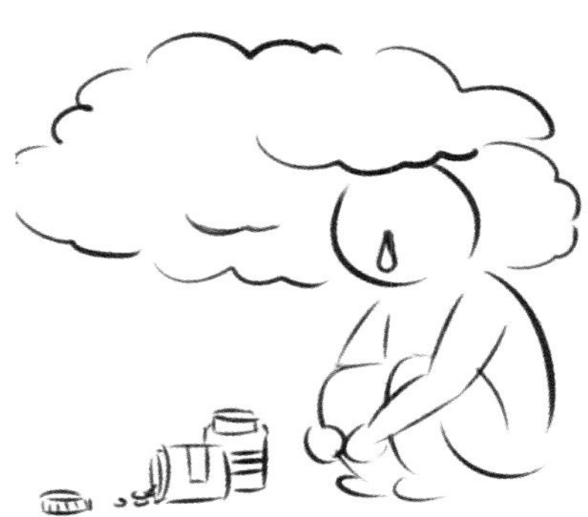

（3）其他：恶心、呕吐、便秘、肝功异常、白细胞计数和血小板计数减少，部分中毒者出现溶血或全血细胞减少等。

【诊断要点】

（1）有误服、自杀或服药过量的病史。

（2）主要表现为中枢神经系统抑制。

（3）血、尿或胃内容物检出镇静催眠药。

【处理要点】

（1）意识清醒者立即催吐。尽快用1∶5000高锰酸钾溶液或清水洗胃。洗胃后胃内灌入药用活性炭，以吸附残存药物，30～60分钟后给予硫酸钠导泻。

（2）保持呼吸道通畅，吸氧；酌情使用呼吸兴奋剂，维持呼吸功能；必要时应用呼吸机辅助呼吸。

（3）纳洛酮与内啡肽竞争阿片受体，可对抗巴比妥类镇静催眠药和苯二氮䓬类镇静催眠药。必要时可重复使用。

氟马西尼是苯二氮䓬类镇静催眠药受体特异性拮抗剂，对苯二氮䓬类镇静催眠药有解毒作用。本药半衰期短，治疗有效后宜重复给药，以防复发。氟马西尼剂量过大可导致抽搐。

（4）输液，利尿，促进药物排泄。必要时行血液净化治疗。

（5）对症治疗和支持治疗。

三、常见细菌性食物中毒

细菌性食物中毒是指中毒者摄入被细菌或者其毒素污染的食物或水引起的急性中毒性疾病。其发病率高，病死率低（肉毒梭菌除外），全年均可发病，好发于夏秋季。

中毒食物主要为动物性食物，如畜肉、禽、鱼、奶、蛋类及其制品。

完全做熟
生熟分开
安全温度
保存食品
安全的
饮用水
和
原材料
保持
清洁

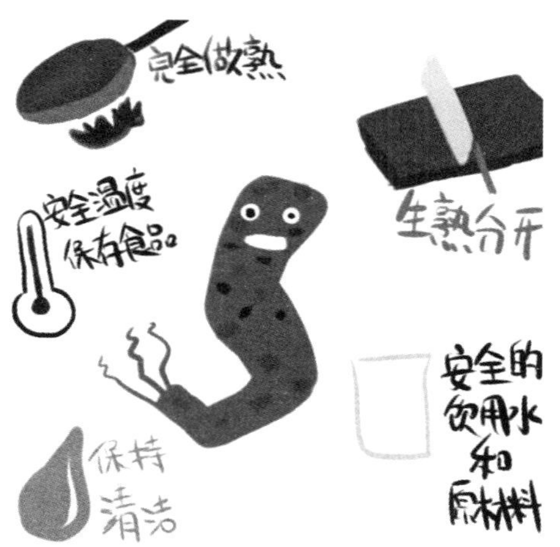

中毒者临床上通常以急性胃肠炎为主，如恶心、呕吐、腹痛、腹泻等。肉毒梭菌中毒是例外，其主要以眼肌、咽肌瘫痪为主。感染型食物中毒潜伏期相对较长，常伴有发热、高烧；毒素型食物中毒潜伏期长短不一，稍有发热或仅有低烧。

治疗：首先应立即停止进食（可疑）中毒食物。轻症者无需治疗即可自愈，重症者应采取急救措施：①及时向上级部门和相关机构汇报并组织抢救中毒者；②迅速采取排毒措施，如催吐、洗胃、导泻、清肠等；③对症治疗，输液纠正酸中毒和电解质紊乱，抢救循环衰竭和呼吸衰竭患者；④特殊治疗，如合理使用抗生素、抗毒素血清，调节饮食等。

对细菌性食物中毒的预防主要从以下几个方面着手：一是保证食物新鲜。二是防止食物污染，在生产、加工、运输、销售等各个环节都要防止细菌污染。三是控制细菌繁殖和外毒素产生，即要及时加工食物，缩短存放时间，妥善保存。四是彻底加热灭菌及破坏毒素，即食物在食用前宜煮熟煮透。

细菌性食物中毒抢救流程如图 3−1 所示。

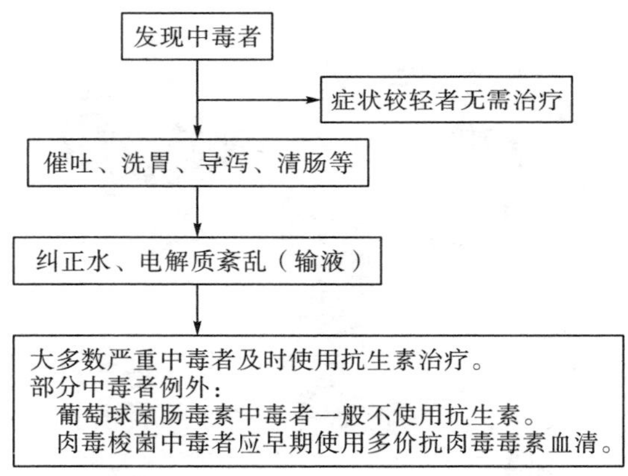

图 3−1 细菌性食物中毒抢救流程

（一）金黄色葡萄球菌食物中毒

【中毒原因】

中毒原因主要是误食被污染的食物，摄入金黄色葡萄球菌产生的葡萄球菌肠毒素。一般情况下，在含淀粉和水多的食物（剩饭、凉糕）、奶及奶制品（含奶点心、冰激凌）、肉类（熟肉及内脏）、蛋类、鱼类（炸鱼和酥鱼）、含油脂较多的罐头类食物等中，金黄色葡萄球菌容易繁殖并产生肠毒素。因为淀粉、蛋白质等能够促进金黄色葡萄球菌的繁殖和肠毒素的产生。

食物污染的原因如下：

（1）食品加工前本身带菌。

（2）食品在制作过程中受到污染，特别是未经高温消毒的食品。

（3）烹调过程中交叉污染，这种概率非常高，常可见到由食堂工作人员带菌引发的金黄色葡萄球菌食物中毒事件。

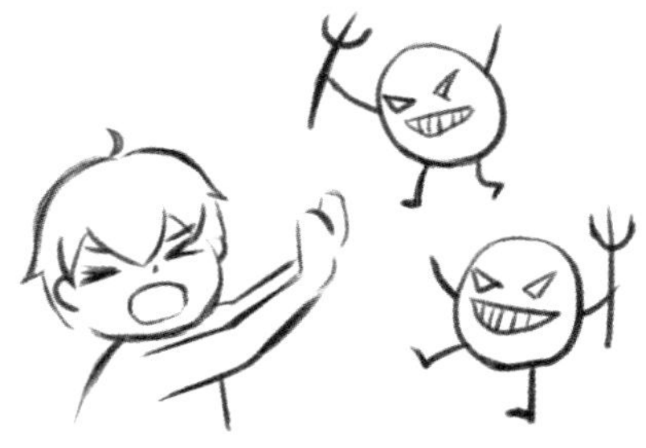

（4）在食品销售过程中，销售人员的鼻腔、咽喉、手、脸等部位有脓肿而又不注意个人卫生。

（5）在运输过程中，如食品包装不严而受到污染。

（6）剩饭、剩菜加热不足，常会引起金黄色葡萄球菌食物中毒。

（7）奶制品、产奶动物及挤奶人员常是污染源，特别是有乳腺炎的动物。

金黄色葡萄球菌污染了食品之后（其含菌量一般在 $10^6 \sim 10^9$ cfu/g），在较高的温度下大量繁殖，在适宜的条件下会产生肠毒素，吃了这样的食品就有可能发生中毒。金黄色葡萄球菌污染食物后，在25～30℃温度下5～10小时，就能够产生足以引起中毒的肠毒素。

【临床表现】

潜伏期一般为2～4小时。胃肠道症状明显，如剧烈反复的恶心、呕吐，上腹部不适或疼痛，大量分泌唾液，腹泻等。体温正常或有微热，一般不超过38℃。呕吐较沙门菌食物中毒剧烈，可呈喷射状，初为食物残渣，后吐出胆汁或呕吐物带血液。腹泻较沙门菌食物中毒轻缓，每天3或4次，为水样便或黏液便，少数中毒者有便血，还有全身乏力、头晕等症状。因多次呕吐、腹泻可致严重脱水、意识不清，个别中毒者出现血压下降或循环衰竭。

由于年龄越小，对金黄色葡萄球菌的肠毒素越敏感，因此儿童发生本菌食物中毒者较多，中毒症状也比成人严重。中毒者病程较短，一般1～2天痊愈，很少死亡，但是偶有因循环衰竭而死亡的病例。

【诊断要点】

根据进食可疑食物、集体发病、症状严重而短促等，可做出初步诊断。

【实验室检查】

食物中检出金黄色葡萄球菌（每克食物含菌达数亿），诊断即可确立。

金黄色葡萄球菌食物中毒大多是根据流行病学调查、自可疑食物中分离出凝固酶、葡萄球菌检查阳性以及潜伏期和临床表现做出诊断的。但深入调查应包括金黄色葡萄球菌的分离与鉴定、食物中金黄色葡萄球菌计数、肠毒素检测以及耐热核酸酶的测定。

【处理要点】

及时纠正水、电解质紊乱，对症治疗以保暖、输液、饮食调节等为主，一般不用抗生素。

【预防控制】

金黄色葡萄球菌污染食品的途径很多，预防金黄色葡萄球菌食物中毒需依靠良好的卫生规范，对食品的加工、运输、储藏以及销售等全过程进行控制，减少相关从业人员和保存环境对食品的污染。食品中金黄色葡萄球菌在30～37℃、pH值为7.4的环境下易于生长，对外界抵抗力强，较为耐热、耐盐、耐干燥，70℃加热1小时方能灭活。因此通过冷藏保存、降低水活度等措施抑制金黄色葡萄球菌的生长和肠毒素的产生，能有效防止金黄色葡萄球菌污染食品；同时对相关从业人员定期进行健康检查，奶和奶制品等一定要消毒处理，隔离患乳腺炎的病牛，有皮肤化脓灶的相关从业人员应暂时调离工作。

关于剩饭的处理：最好不剩，如果已经剩了，应松散开，放在通风、阴凉和干净的地方，避免污染；剩饭的保存时间以不隔餐为宜，早剩午吃，午剩晚吃，保存时间尽量在5～6小时以内；剩饭要与生米一起下锅，不要在饭快熟时把剩饭撒在新饭上面，或者用蒸屉馏一下，以免加热不彻底；把剩饭掺入面粉做馒头时，由于发酵产生的二氧化硫有利于金黄色葡萄球菌的繁殖和肠毒素的产生，这种馒头应多蒸一会儿，彻底加热。

（二）肠球菌食物中毒

【中毒原因】

肠球菌与大肠菌群一样，主要来源于人及动物的肠道，是肠道中的长居菌群。中毒原因主要是动物性食品加热不彻底或者煮熟后被该菌污染。食物在较高的温度下保存较长时间，或者将被污染的食品冷藏于冰箱内，食用前未进行加热，食用后可引起中毒。

【临床表现】

潜伏期一般为 5～12 小时。病程短，1～2 天即可痊愈，未见死亡病例。

症状主要为上腹部不适、恶心、呕吐、腹泻、腹痛等。腹痛多呈痉挛性疼痛。少数中毒者可有头痛、头晕、全身无力、低热、呕吐、腹泻，严重者可有脱水现象。

【诊断要点】

符合肠球菌食物中毒的流行病学特点和主要临床表现，即可做出诊断。

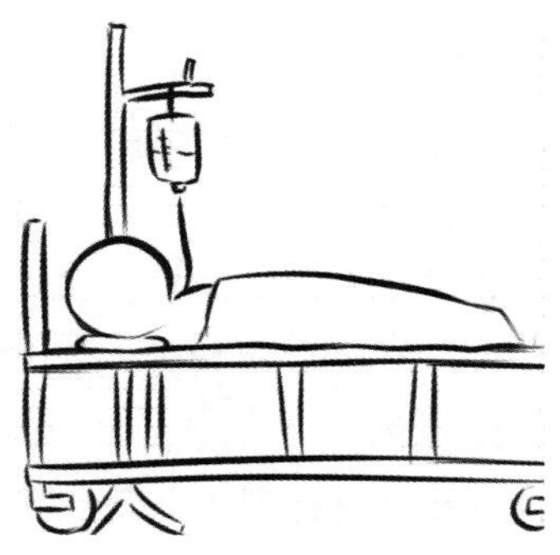

【实验室检查】

从可疑中毒食品和患者的粪便中检出生物学特性或血清型一致的肠球菌。

【处理要点】

（1）一般无需治疗。

（2）脱水严重者可适当补液。

（3）必要时给予抗生素，肠球菌对氯霉素、红霉素、青霉素、氨苄西林敏感。

【预防控制】

（1）加强食品卫生监督管理，防止污染。食品需冷藏，食用前彻底加热。

（2）不食用生的或者加热不彻底的牛奶、肉等动物性食品。

（3）养成良好的个人卫生习惯。

（4）大力提倡体育锻炼，提高身体素质，增强机体免疫力。特别要注意保护免疫力低下的人群。

（三）沙门菌食物中毒

【中毒原因】

沙门菌在外界的生存力较强，在普通水中虽然不易繁殖，但是可以存活2～3周，在土壤中可过冬，在咸肉、鸭蛋及蛋粉中也可以存活很久。沙门菌不耐热，55℃下1小时或100℃数分钟即可被杀死。沙门菌食物中毒发病率较高，占食物中毒的80％～90％，病程取决于病情，一般为3～7天。除了老年人、儿童、体弱者及有其他慢性病者，死亡不多见，病死率通常为0.3％～0.5％。

引起沙门菌食物中毒的食物主要是动物性食物，特别是畜肉类及其制品，其次为禽肉、蛋类、奶类及其制品。中毒的原因：首先是食物被沙门菌污染。其次是沙门菌在适宜的条件下，在被污染的食物中大量繁殖。最后是加热处理不彻底，或虽然已制成熟食，但又被重新污染。中毒潜伏期一般为4～48小时，发病越快，病情越重。

【临床表现】

病初中毒者表现为头痛、恶心、食欲缺乏，以后出现呕吐、腹泻、腹痛，腹泻次数不等，主要为水样便，少数为黏液样或带血。体温 38～40℃或者更高，中毒者多数在 2～3 天胃肠炎症状消失。

较重者可出现烦躁不安、昏迷、谵妄、抽搐等中枢神经系统症状，也可出现尿少、尿闭、呼吸困难，还可以出现面色苍白、口唇青紫、四肢发冷、血压下降等，甚至休克，最后可因循环衰竭而死亡。

【诊断要点】

具有沙门菌食物中毒的流行病学特点和临床表现。

【实验室检查】

（1）由可疑食物、同一患者呕吐物或腹泻便中检出血清型相同的沙门菌。

（2）如无可疑中毒食物，从一起中毒的几个患者的呕吐物或腹泻便中检出血清型别相同的沙门菌。

（3）必要时可观察分离出的沙门菌与患者血清的凝集效价，恢复期应比初期有所升高（一般约升高 4 倍）。

（4）白细胞计数一般在正常范围或稍低，合并感染时白细胞计数增高。

【处理要点】

（1）急救：中毒后立即用 1∶5000 高锰酸钾溶液洗胃，机械性刺激或者催吐剂催吐。中毒时间较长者，可给予硫酸镁 15～30g，一次性口服进行导泻。吐泻严重的患者，不用洗胃、催吐或者导泻。

（2）抗生素治疗：一般不需要用抗生素。严重者可用氯霉素静脉滴注或者口服，也可以用头孢唑林、头孢噻吩。

（3）补充体液并纠正水及电解质紊乱：鼓励患者多饮糖盐水、淡盐水等，这在中毒现场是十分有必要的。

（4）对症治疗：腹痛、呕吐严重者，可用阿托品 0.5mg 肌内注射；烦躁不安者，可给予地西泮肌内注射或者口服；休克者，进行抗休克治疗。

【预防控制】

（1）防止食物被沙门菌污染。不食用病死牲畜肉，做到生熟分开。

（2）高温杀灭沙门菌。如烹调时肉块不宜过大，禽蛋煮沸 8 分钟以上等。

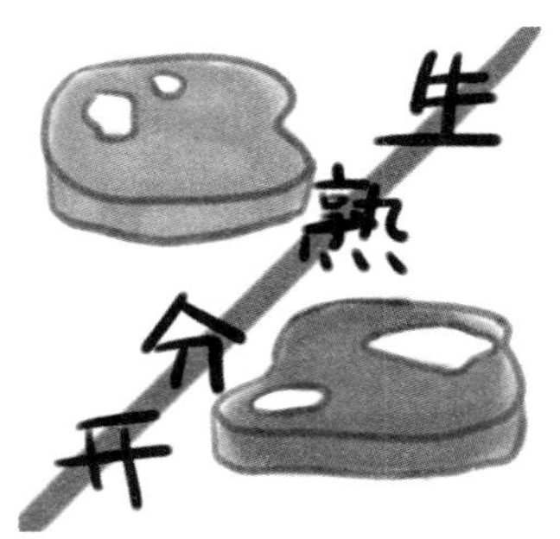

（3）控制沙门菌的繁殖。冷藏温度控制在 5℃以下，并做到避光、断氧，这样效果更佳。

（四）肉毒梭菌食物中毒

【中毒原因】

肉毒梭菌是厌氧性杆状菌，可形成芽孢，芽孢比繁殖体宽，呈梭状，新鲜培养基的革兰染色为阳性，产生毒性剧烈的细菌外毒素，即肉毒毒素。

引起肉毒梭菌中毒的食物主要是家庭自制发酵豆谷类制品、肉类和罐头食品。中毒的原因主要是进食被肉毒毒素污染了的食物，并且在食用前未进行彻底的加热处理。肉毒梭菌食物中毒多发生在冬春季。

【临床表现】

（1）潜伏期一般为 1～7 天。

（2）中毒者主要表现为头晕、无力、视物模糊、眼睑下垂、复视、咀嚼无力、张口困难、伸舌困难、咽喉阻塞感、饮食发呛、吞咽困难、呼吸困难、头颈无力、垂头等。

（3）中毒者症状的轻重程度可有所不同，病死率较高。

【诊断要点】

（1）中毒者在相近的时间内均食用过某种共同的可疑中毒食物，未食用者不发病。停止食用该食物后，发病很快停止。

（2）同一起事件中中毒者的临床表现基本相似。

【实验室检查】

（1）从可疑中毒食物或者中毒者的血液、粪便中检出肉毒毒素，并确定其型别。

（2）对可疑食物做细菌学检查。

【处理要点】

（1）要彻底地排出毒物。必要时进行催吐、洗胃和导泻。

（2）经实验室检测，明确了肉毒毒素型别者，应给予相应型别的抗毒素治疗；诊断明确但型别不清者，应给予 A、B、E 混合型抗毒素治疗。应用抗毒素要早用、足量，必须在脑神经损害症状全部消除、肌力全部正常后停药，以免产生后遗症。

【预防控制】

（1）自制发酵酱类时，盐量要达到 14％以上，并提高发酵温度。要经常日晒，充分搅拌，使氧气供应充足。

（2）不吃生酱。

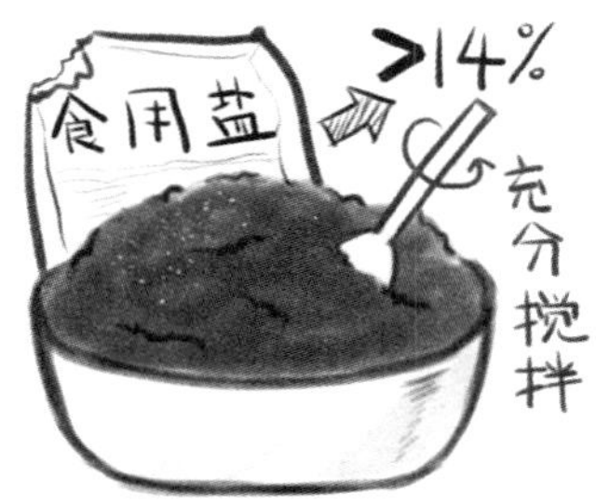

（五）椰毒假单胞菌酵米面亚种食物中毒

【中毒原因】

椰毒假单胞菌酵米面亚种食物中毒是我国发现的一种病死率较高的细菌性食物中毒。椰毒假单胞菌酵米面亚种可产生一种叫米酵菌酸的毒素，能损害人的肝、脑、肾等器官。米酵菌酸耐热，一般烹调方法不能破坏。引起中毒的食物主要为发酵玉米面制品、变质银耳及其他变质淀粉类制品，如糯米汤圆、吊浆粑、小米或高粱米制品、马铃薯粉条、甘薯淀粉等。椰毒假单胞菌酵米面亚种食物中毒多发生在夏秋季节，食品因潮湿、阴雨天气，储存不当而变质。是否中毒与进食量多少有关系。

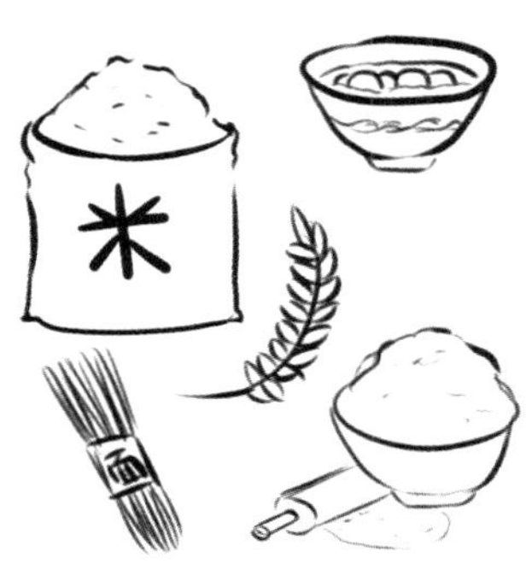

【临床表现】

（1）发病急，潜伏期多为 2～24 小时。

（2）中毒表现主要为上腹部不适、恶心、呕吐（呕吐物为胃内容物，严重者呕吐咖啡色样物）、轻微腹泻、头晕、全身无力等。

（3）重症患者出现黄疸、肝大、皮下出血、呕血、尿血、少尿、意识不清、烦躁不安、惊厥、抽搐、休克，一般无发热。

（4）病死率高，个别病例可在发病数日后病情突然加重而死亡。

【诊断要点】

（1）中毒者在相近的时间内均食用过某种发酵类食品或变质银耳，未食用者不发病。

（2）同一起事件中中毒者均有相似的典型椰毒假单胞菌酵米面亚种食物中毒的临床表现。

【实验室检查】

（1）从可疑中毒食品中检出椰毒假单胞菌酵米面亚种。

（2）从可疑中毒食品或菌株培养物中检出米酵菌酸。

【处理要点】

（1）要尽早、彻底地排出毒物。无论是否发病或病情轻重，均要进行催吐、洗胃和导泻。

（2）由于肝、脑、肾是中毒的主要靶器官，因此保肝、护肾、防止脑水肿是对症治疗的重点。

（3）预防感染，在选用抗生素治疗时要注意选择对肝、肾无明显毒性的药物。

【预防控制】

（1）严禁用浸泡过的玉米、霉变的玉米制作食品。

（2）家庭制备发酵谷类食品时要勤换水，保持卫生，磨浆后要及时晾晒或烘干成粉，贮藏要通风、防潮，不要直接接触土壤以防污染。

（3）禁止出售、食用变质银耳。

（六）副溶血性弧菌食物中毒

【中毒原因】

副溶血性弧菌是常见的食物中毒病原菌，在细菌性食物中毒中占有较大的比例。副溶血性弧菌在无盐条件下不生长，为嗜盐菌，不耐热、不耐酸，56℃加热 5 分钟，或 90℃加热 1 分钟，或用含 1%醋酸的食醋处理 5 分钟即被杀死。引起中毒的食品主要为海产品，以墨鱼、虾、贝类最为多见，其次为盐渍食品、肉类和咸菜等。中毒原因主要是烹调时未烧熟煮透，或熟制品被污染后未再彻底加热。

副溶血性弧菌食物中毒多发于夏秋季，沿海地区多发。人群普遍易感，但以青壮年为主。

【临床表现】

潜伏期多为 14～20 小时，初期表现为上腹部疼痛或胃痉挛，继而出现恶心、呕吐和腹泻。发病 5～6 小时腹痛加剧，以脐部阵发性绞痛为特点。粪便多为水样便，重者排黏液便或脓血便。大部分患者发病后 2～3 天恢复正常，少数重症患者由于休克、昏迷而死亡。

【诊断要点】

（1）病史：夏秋季节，有进食海产品、咸菜或被海产品污染的熟食史。

（2）临床表现：起病急，潜伏期短，中毒者上腹部阵发性绞痛，并伴恶心、呕吐。

【实验室检查】

副溶血性弧菌有845个血清型，主要通过13种耐热的菌体抗原（即O抗原）鉴定，而7种不耐热的包膜抗原（即K抗原）可用来辅助鉴定。其致病力可用神奈川试验来鉴别。该菌能使人或家兔的红细胞发生溶血，在血琼脂培养基上出现β溶血带，称为神奈川试验阳性。神奈川试验阳性菌的感染力强。引起食物中毒的副溶血性弧菌90%为神奈川试验阳性菌，中毒者通常在12小时内出现症状。

【处理要点】

（1）要尽早、彻底地排出毒物。必要时进行催吐、洗胃。

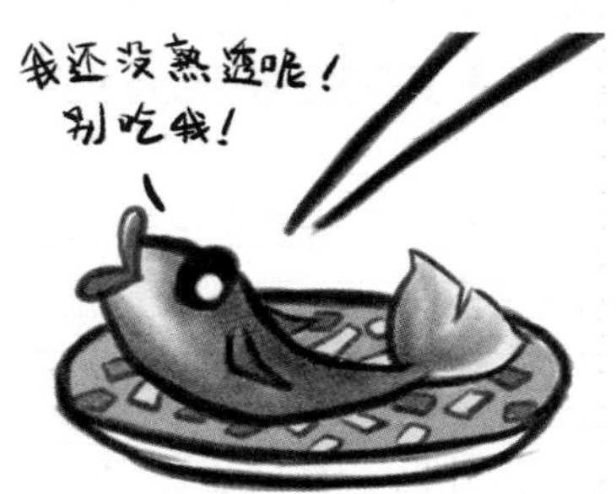

（2）抗生素治疗，副溶血性弧菌对氯霉素敏感。

（3）对症治疗，及时纠正水、电解质紊乱。

【预防控制】

（1）加工海产品一定要烧熟煮透。

（2）烹调或者调制海产品、拼盘时可加适量食醋。

（3）加工过程中生熟用具要分开，食物适宜在低温下储藏。

（七）李斯特菌食物中毒

【中毒原因】

李斯特菌又名单核球增多性李斯特菌、李氏菌，为李斯特菌病的病原体。引起中毒的食品主要是奶及奶制品、肉制品、水产品和水果蔬菜等。中毒多发生在夏秋季，中毒原因主要是食品未经彻底加热，如冰箱内冷藏的熟食品、奶制品取出后直接食用。

【临床表现】

中毒症状初期为一般肠胃炎症状。重症患者可表现为败血症、脑膜炎等，有时引起心内膜炎。孕妇可发生流产、死胎。除老幼体弱者外，一般预后良好。有神经症状者，特别是累及脑干者预后较差，病死率可达20%～50%。

【诊断要点】

符合李斯特菌食物中毒的流行病学特点和主要临床表现。

【实验室检查】

从可疑中毒食品和患者的粪便中检出李斯特菌。

【处理要点】

（1）要尽早、彻底地排出毒物。必要时进行催吐、洗胃。

（2）抗生素治疗。李斯特菌首选药物为氨苄西林（氨苄青霉素）。该菌对四环素、氯霉素、红霉素敏感，对多黏菌素B有耐药性。

【预防控制】

（1）冰箱内（4～10℃）保存的食品，存放时间不宜超过一周。

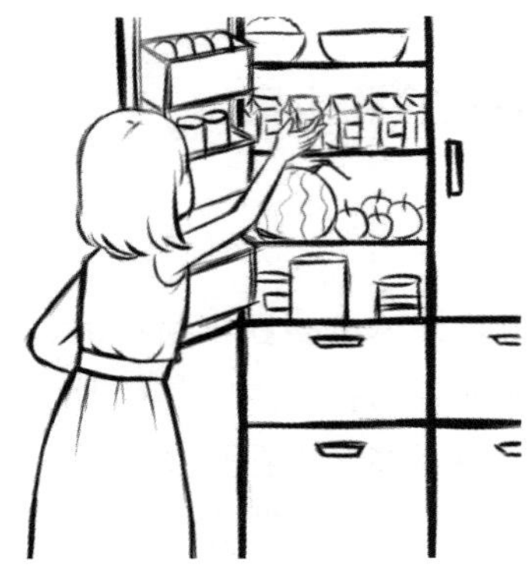

（2）冷藏食品应彻底加热后食用。

（3）牛奶最好煮沸后饮用。

（八）蜡样芽孢杆菌食物中毒

【中毒原因】

蜡样芽孢杆菌食物中毒由摄入蜡样芽孢杆菌所产生的肠毒素所致。多因食品在食用前保存温度较高（20℃以上）和放置时间较长。中毒季节以夏秋季为主。引起中毒的食品主要为含淀粉较多的食品，如剩米饭、米粉、甜酒酿以及甜点心、乳、肉类食品等。

【临床表现】

（1）中毒者有呕吐型症状或腹泻型症状，或两者兼有。

（2）呕吐型症状是以恶心、呕吐为主，并有头晕、四肢无力等。

（3）腹泻型症状是以腹痛、腹泻为主。

【诊断要点】

符合蜡样芽孢杆菌食物中毒的流行病学特点和主要临床

表现。

【实验室检查】

(1) 从可疑中毒食品中检出蜡样芽孢杆菌。

(2) 中毒者呕吐物或粪便中检出的蜡样芽孢杆菌与可疑中毒食品检出菌株的生化反应或血清型相同。

【处理要点】

(1) 要尽早、彻底地排出毒物。必要时进行催吐、洗胃。

(2) 一般无需使用抗生素治疗，对病情较重者可考虑使用氯霉素、红霉素、庆大霉素等。

【预防控制】

(1) 蜡样芽孢杆菌在 15℃以下不繁殖。剩饭、剩菜应低温保存。

(2) 该菌污染的食品一般无腐败变质的异味，不易被发觉。因此，剩饭、剩菜一定要在食用前再加热。

(3) 注意食品的贮藏卫生和个人卫生，防止尘土、昆虫及其他不洁物污染食品。

(九) 变形杆菌食物中毒

【中毒原因】

变形杆菌易于生长繁殖，低温情况下 (4～7℃) 亦可繁殖，不耐热，55℃加热 1 小时即可被杀灭。当食品被此菌污染后，因其不分解蛋白质，食品常无腐败变质迹象。引起中毒的食品主要以动物性食品为主，尤其是熟肉和内脏的熟制品，也可见于豆制品、凉拌菜、剩饭、水产品等。食品在生产、加工等过程中易受污染。变形杆菌食物中毒是由摄入大量变形杆菌污染的食物所致，属条件致病菌引起的食物中毒。变形杆菌主要通过大量活菌侵入人体肠道导致中毒。发病季节多为夏秋季。

【临床表现】

潜伏期一般为5～18小时。临床特征以上腹部刀绞样疼痛和急性腹泻为主，中毒者排水样便，伴有黏液，恶臭，一日数次至十余次。中毒者有恶心、呕吐、发热（一般为38～39℃）。病程1～3天，多数中毒者在24小时内恢复，预后良好。

【诊断要点】

根据进食可疑食物、共食者集体发病和临床表现等可做出初步诊断。

【实验室检查】

中毒者粪便培养可检得变形杆菌。血清凝集抗体有助于诊断。

【处理要点】

一般不必用抗生素，仅需补液等对症治疗，重症者可用抗生素。

【预防控制】

严格做好炊具、食具及食物的清洁卫生。食物应充分加热。食物须冷藏，烹调后不宜放置过久。凉拌菜须严格执行卫生操作。

（十）志贺菌食物中毒

【中毒原因】

志贺菌通称痢疾杆菌。痢疾杆菌是导致典型细菌性痢疾的病原菌，在敏感人群中很少数量就可以致病。志贺菌耐寒，在体外的生存能力相对较强。引起食物中毒的志贺菌主要是宋内志贺菌。志贺菌食物中毒主要发生在夏秋季，引起中毒的食品主要是肉制品等，以冷盘和凉拌菜为主。中毒的原因主要为食品在较高温度下存放较长时间。中毒多发生在7月至10月。

【临床表现】

（1）中毒者突然出现剧烈腹痛、呕吐和频繁的腹泻，水样便，混有血液和黏液，并有里急后重感。

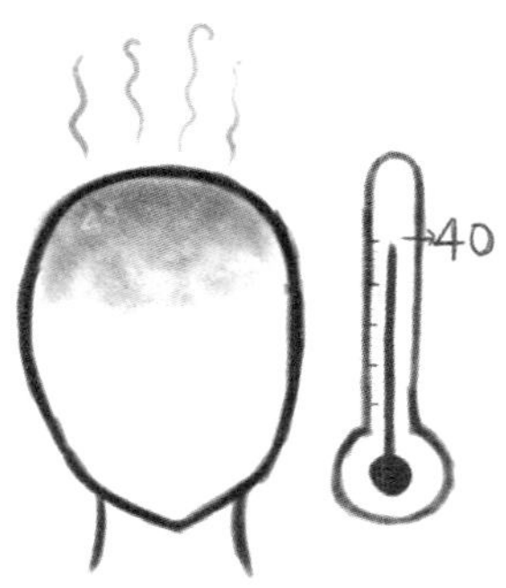

（2）中毒者有恶寒、发热，体温高者可达40℃以上。严重者出现痉挛。

【诊断要点】

符合志贺菌食物中毒的流行病学特点和主要临床表现，包括剧烈腹痛、腹泻（水样便，可带血和黏液）、左下腹压痛、发热、里急后重感显著，可做出诊断。

【实验室检查】

（1）从剩余食物和中毒者呕吐物中分离出志贺菌。

（2）中毒者恢复期血清凝集效价比初期显著升高，或恢复期血清凝集效价在1∶50以上。

【处理要点】

采用抗生素治疗，首选含磺胺脒和磺胺增效剂的复合片剂。

【预防控制】

预防志贺菌食物中毒的最好措施是养成良好的个人卫生习惯。搞好“三管一灭”，即管好水、粪和饮食以及消灭苍蝇，养成饭前便后洗手的习惯。对饮食业和儿童机构工作人员定期检查带菌状态。一旦发现带菌者，应立即予以治疗并调离工作。

（十一）小肠结肠炎耶尔森菌食物中毒

【中毒原因】

小肠结肠炎耶尔森菌为嗜冷菌，在4～7℃能生长繁殖，在各类动物肠道中分布广泛，污染食物和水的机会很多。中毒一年四季均可发生，引起中毒的食品多为肉及肉制品、乳及乳制品、蔬菜、豆腐等。苍蝇和蟑螂等昆虫可以携带、传播小肠结肠炎耶尔森菌。该菌具有侵袭力，能产生耐热性肠毒素，可引起急性腹泻或胃肠功能紊乱。

【临床表现】

主要症状为腹痛、恶心、呕吐、水样便性腹泻、发热。部分中毒者症状酷似阑尾炎，常并发结节性红斑或关节炎。小肠结肠炎耶尔森菌常与其他肠道病原菌发生混合感染。

【诊断要点】

符合小肠结肠炎耶尔森菌食物中毒的流行病学特点和主要临床表现，可做出诊断。

【实验室检查】

从可疑中毒食品和中毒者的粪便中检出生物学特性或血清型一致的小肠结肠炎耶尔森菌。该菌株对实验动物有毒性或与中毒者血清有抗原抗体反应。

【处理要点】

肠道感染一般为自限性，仅需对症处理，可不用抗菌药物治疗。病情严重，特别是有肠道外感染者应予以抗菌药物治疗。首选卡那霉素、链霉素、多黏菌素 B、庆大霉素等。

【预防控制】

冷藏食品必须彻底加热后才能食用。乳及乳制品、肉及肉制品要特别注意防止污染，及时有效地杀菌和加工。搞好食品加工场所的环境卫生，防蝇灭蟑。

（十二）空肠弯曲菌食物中毒

空肠弯曲菌目前被认为是人类腹泻的主要致病菌之一。空肠弯曲菌肠炎的发病率在发达国家超过细菌性痢疾，在发展中国家几乎同细菌性痢疾一样。空肠弯曲菌在肉食动物粪便中的检出概率较大，家禽粪便中含量较高。中毒的机制是大量活菌侵入肠道引起感染性食物中毒，部分与其产生的热敏肠毒素有关。这些毒素与霍乱弧菌毒素和大肠杆菌毒素有一些相同的性质。

【临床表现】

中毒初期症状为头痛、发热、肌肉酸痛，然后出现恶心、呕吐、腹痛、腹泻。大便初为恶臭水样便，继而转为血便或脓液便。中毒者多为儿童及青壮年。

【诊断要点】

符合空肠弯曲菌食物中毒的流行病学特点和主要临床表现，可做出诊断。

【实验室检查】

从可疑中毒食品和中毒者的粪便中检出生物学特性或血清型

一致的空肠弯曲菌。

【处理要点】

本菌对红霉素、庆大霉素、氯霉素、新霉素敏感，对利福平、青霉素类不敏感。

【预防控制】

不食用生的或烹调不彻底的牛奶、肉等动物性食品，养成良好的个人卫生习惯。

（十三）气单胞菌食物中毒

【中毒原因】

气单胞菌广泛存在于水、土壤及水生动物中。气单胞菌对热敏感，在 3～5℃、pH 值为 4～10 的环境中可生长。中毒原因为直接入口的食品被气单胞菌污染、生食水产品或水产品加热不彻底。引起中毒的食品有肉及肉制品、水产品、牛奶、蔬菜等。

【临床表现】

中毒者表现为霍乱样胃肠炎，上腹不适、恶心、腹痛、呕吐、水样便、不发热或低热等。免疫缺陷者中毒后病情严重。

【诊断要点】

符合气单胞菌食物中毒的流行病学特点和主要临床表现，可做出诊断。

【实验室检查】

从可疑中毒食品和中毒者的粪便中检出生物学特性或血清型一致的气单胞菌。

【处理要点】

气单胞菌对氨基糖苷类和多肽类抗生素高度敏感，对青霉素类、头孢菌素、小檗碱（黄连素）不敏感。

【预防控制】

不食用生的或加热不彻底的牛奶、肉、水产品，防止交叉感染。

（十四）产气荚膜梭菌食物中毒

【中毒原因】

产气荚膜梭菌为厌氧革兰阴性粗大芽孢杆菌，在烹调食物中很少产生芽孢，而在肠道中却容易形成芽孢。引起食物中毒的食品大多是畜禽肉类和鱼类食物，被污染的牛乳也可引起中毒。

产气荚膜梭菌食物中毒为该菌生产的肠毒素导致。该毒素对热敏感，60℃ 45 分钟即丧失活性，100℃瞬时丧失活性。该菌除了能产生外毒素，还产生多种侵袭菌，其荚膜也具有强大的侵袭力，是气性坏疽的主要病原菌。

【临床表现】

主要症状为腹痛和腹泻。

【诊断要点】

符合产气荚膜梭菌食物中毒的流行病学特点和主要临床表现，可做出诊断。

【实验室检查】

（1）从可疑中毒食品和中毒者的粪便（最好是发病 2 日内）中检出产气荚膜梭菌。

（2）从粪便样品中检出产气荚膜梭菌肠毒素。

【处理要点】

一般无需治疗，预后良好。腹泻严重者应予以补液。

【预防控制】

注意食品的彻底加热和食用前再加热。

（十五）类志贺邻单胞菌食物中毒

【中毒原因】

类志贺邻单胞菌是广泛分布在淡水环境中的细菌，被认为是引起食物中毒和腹泻的新病原菌。类志贺邻单胞菌在自然界、动物中分布广泛，对温度的适应性强，在 8～45℃均可生长，60℃ 30 分钟可杀灭，能产生耐热性肠毒素。狗、猫、淡水鱼为其天然宿主。引起中毒的食品多为水产品。全年均可发生中毒。

【临床表现】

主要症状有腹痛、恶心、呕吐、水样便或脓血便性腹泻。类志贺邻单胞菌食物中毒能引起继发性败血症和脑膜炎。

【诊断要点】

符合类志贺邻单胞菌食物中毒的流行病学特点和主要临床表

现，可做出诊断。

【实验室检查】

从可疑中毒食品和中毒者的粪便中检出生物学特性或血清型一致的类志贺邻单胞菌。

【处理要点】

类志贺邻单胞菌对氯霉素、痢特灵敏感，对青霉素类耐药。

【预防控制】

（1）不吃生的或烹调不彻底的水产品。

（2）在食品的加工、销售过程中，严格保证生熟分开，防止交叉污染。

四、常见植物性食物中毒

植物性食物中毒指一些植物本身含有某种天然有毒成分或由于储存不当产生某种有毒物质，被人食用后引起的中毒。其发病率和病死率因中毒食品种类不同而不同。

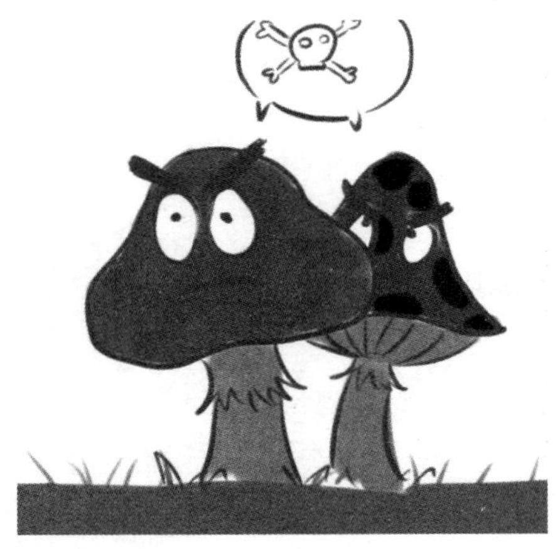

能引起食物中毒的植物性食品主要有 3 类：①天然含有有毒成分的植物或其加工制品，如桐油、大麻油等；②在加工过程中未能破坏或除去有毒成分的植物性食品，如四季豆、木薯、苦杏仁等；③在一定条件下，产生了大量有毒成分的植物性食品，如发芽的马铃薯等。

近年来，植物性食物中毒以毒蘑菇中毒居多。由于素菜越来越频繁地出现在人们的餐桌上，鲜黄花菜、四季豆、毒芹中毒亦有报道。由于农村地区大多对相关植物性食物中毒知之甚少，所以农村发生的植物性食物中毒事件多于城市。

植物性食物中毒多没有特效疗法，对一些能引起死亡的严重中毒，尽早排出毒物对中毒者的预后非常重要。一些基层医疗机构无法处理的中毒者，一定要及时转到上级医院进行急救。对于常规的食物中毒事件，一般按照以下流程处理：一是常规催吐、导泻、洗胃；二是有特效药的给予特效药治疗，如亚硝酸盐中毒给予特效解毒药亚甲蓝；三是综合对症治疗。

（一）黄曲霉毒素中毒

【中毒原因】

黄曲霉毒素中毒指进食被黄曲霉毒素污染的食物导致的中毒。黄曲霉毒素耐热，在280℃条件下才会发生裂解，因此一般的烹调加工难以将其清除、破坏。低浓度黄曲霉毒素经紫外线照射毒性稍有降低。黄曲霉毒素主要污染花生、玉米、大米、豆类、坚果类、小麦等及油料，其中以花生、玉米及其制品污染较为严重。黄曲霉毒素主要由黄曲霉和寄生曲霉产生，为毒性极强的剧毒类物质，具有强烈的致癌作用。其主要损伤肝脏，同时肾脏也可受损，主要表现为肾小管上皮细胞变性、坏死。而且，动物实验证实黄曲霉毒素还能导致胸腺萎缩，减少淋巴细胞的数量，降低吞噬细胞活性和补体活性。另外，黄曲霉毒素进入动物或人体后，将对食物营养成分的吸收产生影响，从而抑制其正常的生长发育。

【临床表现】

黄曲霉毒素急性中毒主要表现为肝损伤、消化系统功能紊乱等，如胃部不适、腹胀、呕吐、食欲下降，继而出现黄疸，严重者导致肢体水肿、昏迷甚至死亡。慢性中毒主要由长期低剂量摄入黄曲霉毒素污染的食品所致。中毒者以肝脏发生慢性损伤为主，如肝硬化、肝癌等。肝脏病变是黄曲霉毒素急、慢性中毒最为突出的病理表现。

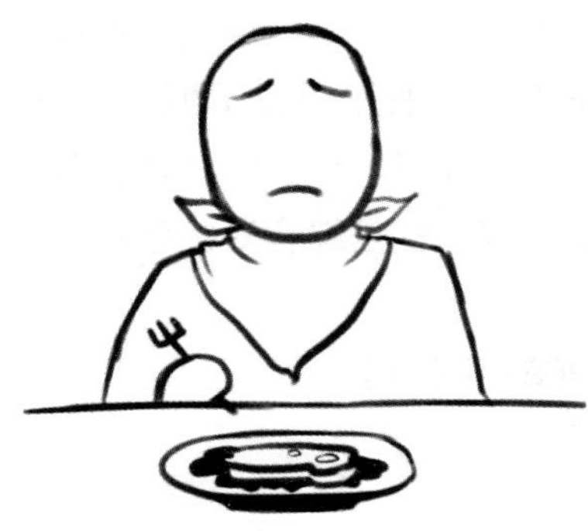

【诊断要点】

有进食可疑黄曲霉毒素污染食物史。

【实验室检查】

用酶联免疫吸附法、薄层层析法或者高效液相层析法在可疑中毒食物、中毒者血样或尿样中检测出黄曲霉毒素。

【处理要点】

(1) 立即停止摄入被黄曲霉毒素污染的食物，尽可能清除毒素：早期中毒者，可催吐、洗胃或导泻，必要时可灌肠，以促进毒素的排出。

(2) 补液、利尿、保肝等支持疗法：对于急性中毒者，给予大剂量维生素 C 及 B 族维生素、能量合剂、葡醛内酯（肝泰乐）等药物治疗。

(3) 对症支持治疗：解痉镇痛，利尿，纠正水、电解质紊乱，必要时进行血液透析治疗。

(4) 抗真菌药物的运用：可选用两性霉素 B，亦可选用灰黄霉素、制霉菌素等。

（5）重症者按照中毒性肝炎治疗。

【预防控制】

黄曲霉毒素中毒的后果很严重，而且从现实生活中来看，黄曲霉毒素中毒是完全可以预防的，因此，积极预防黄曲霉毒素中毒十分重要。具体的预防措施包括防止食物被产毒菌株污染、去除被污染食品中的毒素以及制订限量标准并严格监管实施。同时，开展相关的宣传教育也很重要。基层医务工作者要对基层群众进行健康教育，告诉他们不要食用发霉的食品，宣传黄曲霉毒素的致癌性，提高群众对发霉食物的警惕性。

（1）食物防霉：指预防食物原料及产品被霉菌及其毒素污染。预防产毒霉菌污染是防止黄曲霉毒素产生的关键。防霉措施主要有以下几个方面。

1）控制水分：严格控制谷物等食物原料的水分，比如新收获的谷物要晒干，并且保证储存谷物的环境干燥且不易被雨水淋湿，要保证谷物储存前，仓库清洁干燥。

2）低温储存：理想的储存方法是将粮谷储存于干燥低温环境中，温度在12℃以下，能有效控制霉菌繁殖和产毒，含水分较多的食物原料和产品应储存在较低的温度。如大米的水分在12％以下时，可在35℃以下储存；而水分达14％时，应贮存在20℃以下才安全。

3）减少损伤，剔除破损籽粒：受损原料易被霉菌从破损处污染，因此在采收和储存时，尽量减少籽粒的损伤，避免虫害、鼠啃和磨压，防止谷物、花生等表面受损。入库前应使用相关农作工具剔除破损籽粒。

4）适时应用防霉剂：在潮湿和高温季节加工的食品及其原料极易发霉，应用防霉剂可延长其保质期。常用的防霉剂主要有山梨酸、苯甲酸、丙酸及其盐类等。

5）尽量缩短保存期：食品原料和产品应遵循先进先出的原则，在越短的时间用完越好。日常生活中不宜将粮食、肉食、蔬菜、水果、调味品长期储存，在梅雨季节注意通风防霉。

6）保持储存谷物的仓库清洁：空气和粉尘中含有霉菌孢子，因此，应尽可能保持仓库清洁。

7）选育抗浸染或抗产毒的作物品种：农作物的抗毒能力与遗传因素有关，培育和选用抗浸染或抗产毒的作物品种，可以利用其自身的抗性来控制黄曲霉毒素的污染。

（2）去除毒素。

1）剔除霉烂法：黄曲霉等产毒菌株在食物中的污染和产毒并不均匀，破损、虫蛀、变色的颗粒上通常污染最重，毒素含量最高，将其剔除会明显降低食物中的毒素水平。该法适合大颗粒的花生、玉米等，拣出霉坏、破损、皱皮、变色、虫蛀等的颗粒，可大大降低毒素含量。

2）水洗法：黄曲霉毒素不溶于水并且对热稳定。黄曲霉毒素在玉米等农作物中分布很不均匀，在表皮、胚部存在的黄曲霉毒素可达80%以上。水洗法就是利用玉米等胚部和胚乳部在水中的比重有差异，将碾碎后浮在水面上的胚部或表皮除去而达到去除大部分毒素的目的。

3）碾轧法：黄曲霉毒素大多分布于食物颗粒的表面，受污染的大米、玉米等通过碾轧和精加工，可去除表面和胚部中的绝大部分毒素。

（二）急性亚硝酸盐中毒

【中毒原因】

急性亚硝酸盐中毒指进食了含有较大量的亚硝酸盐的食物后，在短期内引起以高铁血红蛋白血症为主的全身性疾病。食物中亚硝酸盐的来源如下：

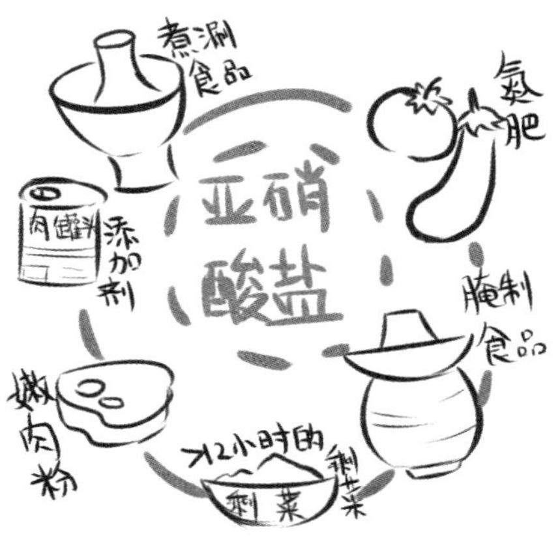

（1）蔬菜不新鲜或腐烂、煮熟后存放过久、腌制不充分时，均可使亚硝酸盐含量增加。

（2）将亚硝酸盐作为添加剂过量用于肉制品的腌制（如香肠、腊肉、火腿等）。

（3）个别地区井水中硝酸盐含量高（又称为“苦井水”），用此水煮饭并放置过久，其中的亚硝酸盐含量较高。

（4）误将亚硝酸钠作为食盐食用。

亚硝酸盐是强氧化剂，可以将血红蛋白的二价铁氧化成三价铁，使血红蛋白成为高铁血红蛋白，失去携带氧气的能力，从而引起组织缺氧。

【临床表现】

潜伏期一般为1～3小时，潜伏期短者10分钟可发病，症状以发绀为主，全身皮肤、黏膜发绀，尤其以口唇、指甲最为明显。伴随症状有头晕、头痛、烦躁不安或者精神萎靡、胸闷、无力、心悸、恶心、呕吐、腹痛、腹泻、腹胀等。严重者可出现意识丧失、惊厥、昏迷、呼吸衰竭甚至死亡等。

【诊断要点】

（1）有食用含过量亚硝酸盐的食物、不新鲜蔬菜或误食亚硝酸盐史。

（2）血中高铁血红蛋白明显高于正常（>15%）。

【处理要点】

（1）常规催吐、洗胃。轻症患者可先自饮温水，再以手指刺激咽喉部催吐，不配合的患者用温水洗胃，反复催吐或洗胃直到胃内容物吐尽或洗尽为止。在洗胃过程中严密观察患者有无面色苍白、四肢厥冷等异常情况出现，如出现血性液体，应考虑有胃黏膜损伤的可能，洗胃后给予牛奶 250mL 灌入。洗胃完毕后由胃灌注入 20%甘露醇 250～500mL 导泻，从而减少肠道遗留毒物从肠肝循环排出时的吸收。

（2）立即给予吸氧处理。

（3）应用特效解毒药亚甲蓝。1～2mg/kg 亚甲蓝加入 20～40mL 50%葡萄糖注射液，缓慢静脉注射，1～2 小时如果发绀未好转，可重复同一剂量或者半量。大剂量维生素 C 可以直接将高铁血红蛋白还原，与亚甲蓝联用效果好。用法：维生素 C 2～3g 加入 10%葡萄糖注射液 250～500mL 中静脉滴注。

（4）综合治疗及对症处理。维持水、电解质平衡，保护重要器官功能。

【预防控制】

（1）保持蔬菜新鲜，尽量少食用隔夜饭菜。

（2）亚硝酸盐与食盐极为相似，极易造成误用，不能放入厨房，应加以特别标志，以免误用。

（3）勿滥用硝酸盐或亚硝酸盐作为食品添加剂。

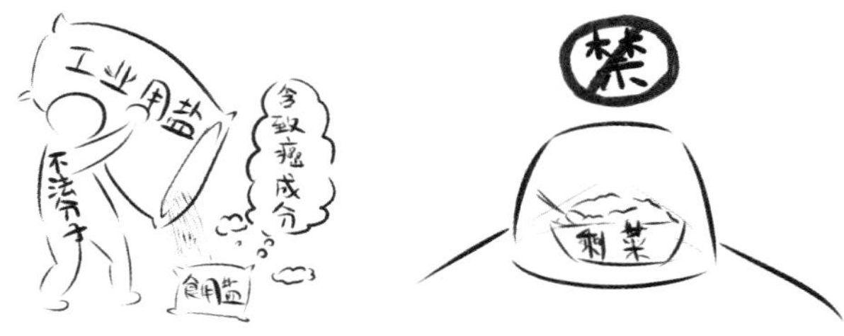

（三）毒菌（毒蕈）中毒

毒菌中毒是指食用了具有毒性的生蘑菇或烹调后仍存在毒性的蘑菇引起的中毒性疾病。我国的蘑菇种类极多，分布广泛，在森林或草原、山丘或平原、路边或旷野、公园或林荫道，在朽木上、腐殖质或粪便堆上，都可采到蘑菇。毒蘑菇又称为毒蕈、毒菌、毒茸等。

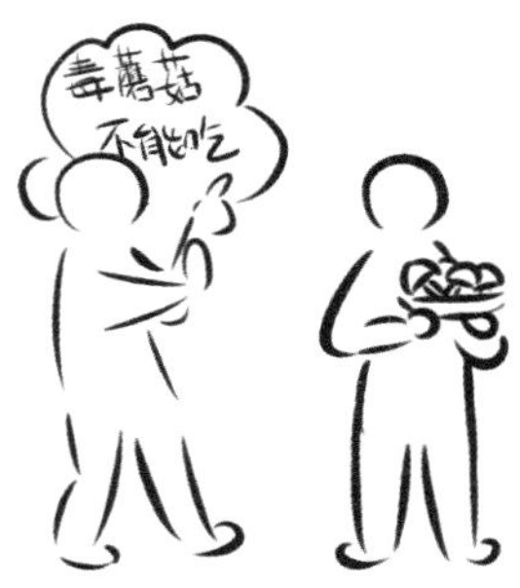

【种类】

目前中国有可食用菌 300 多种，毒菌 100 余种，其中含剧毒的有 10 多种。常见的毒菌有褐鳞环柄菇、肉褐麟环柄菇、白毒伞、鳞柄白毒伞、毒伞、秋生盔孢伞、绿帽蕈、毒蝇蕈、鹿花菌、包脚黑褶伞、毒粉褶菌、残托斑毒伞、鹅膏菌、毒蝇鹅膏菌、粉红枝瑚菌、毒粉褶菌等。

所有野生毒菌的共同特征是色泽多较艳丽，性状多较怪异，气味多较特殊。鲜艳红色、紫色的野生菌毒性更剧烈。毒菌的菌盖中央多凸起，菌盖和菌柄上有斑点，菌褶上多有疙瘩、红斑、托沟裂或裂沟，易流浆汁且浆汁稠厚发黏，部分毒菌割开后会变黑，甚至有特殊的辛辣味、酸涩味、臭味，有的有土豆味或萝卜味。毒菌多生长在阴暗、潮湿的地带。

常见的极毒的毒菌见表4－1。

表4－1 常见的极毒的毒菌

名称	特征	菌盖	菌柄	产地
秋生盔孢伞	柄下部黑褐色，木生	宽1.3～4.5cm，钟形，后渐扁平，中部突起，初乌黄色，后变深，中央褐色	空心，上部黑色，基部黑褐色	产于四川等地，秋季生于阴湿的林中腐木上
白毒伞	菌体白色，比较细长	宽7～12cm，幼时为鸡蛋形至钟形，老后平展，纯白色，表面光滑	白色，光滑，基部膨大	产于河北、吉林、安徽、四川等地，6月至9月生于杂木林中地上
鳞柄白毒伞	菌体白色，菌盖中央稍微凸起，菌柄有鳞片	宽6～15cm，圆锥形至钟形，后平展，中央凸起，白色，有时中央略带黄色，光滑	白色，有显著鳞片，近柱形，基部膨大，呈环形	产于河北、四川等地，夏季生于杂林中地上或板栗树下
毒伞	菌盖较厚，暗灰绿色，表面有丝光	宽3～11cm，幼时为鸡蛋形至钟形，老后平展，有棕褐色、烟灰褐色、暗绿色等	白色，圆柱形，质脆，空心，基部膨大	产于江苏、安徽、福建、广东等地，6月至9月生于林中地上

续表4－1

名称	特征	菌盖	菌柄	产地
残托斑毒伞	菌柄向下渐粗，基部稍膨大，菌托易消失或呈几圈不明显白色斑状残片	宽3～9.5cm，初为半球形，后平展，棕褐色，中央暗褐色	白色，老后略呈污黄色，实心，肉质，向下渐粗，基部稍膨大	产于广西等地，5月生于松林中地上
鹿花菌	菌盖红褐色，后变成咖啡色，扭曲成脑状	呈不规则球形，初为红褐色，后变成咖啡色至黑褐色，有细绒毛	短，灰白色至浅黄色，初有髓质，后变中空	产于黑龙江、云南等地，春秋季生于地上
毒粉褶菌	菌盖污白色，菌褶粉红色	宽6～20cm，初为扁球形，后近平展，中部稍凸起，边缘为波浪状，常裂开，呈污白色、黄白色	白色，肉质，基部膨大	产于吉林、江苏、安徽、河南等地，夏秋季生于针叶林、阔叶林地上

【临床表现】

（1）轻、中度中毒者有恶心、呕吐、腹泻、腹痛，经适当的对症治疗，可以较快恢复。轻、中度中毒常由部分白磨属、乳菇属、牛肝蕈属等引起，

（2）重度中毒者可有持续较严重的呕吐、剧烈腹痛及频繁水样便，有时便中带血。重度中毒常由毒粉褶蕈、白毒伞、绿帽蕈等引起。

（3）毒蕈碱样症状：中毒者可有流涎、流泪、多汗、血管扩张、血压下降、心跳变慢、呼吸急促、肠蠕动加强、瞳孔缩小、支气管痉挛、急性肺水肿等，最后可因呼吸阻塞或呼吸抑制而死亡。

（4）阿托品样症状：有些毒蕈含有类似阿托品样作用的毒

素，故其中毒者有心动过速、瞳孔散大、兴奋、狂躁、谵妄、惊厥、昏迷等。

（5）神经、精神症状：中毒者可有幻听、幻觉、谵妄、狂躁、抽搐、精神错乱、昏迷等。如角鳞灰伞蕈及臭黄菇中毒，可导致头晕、精神错乱、神志不清、昏睡等，而毒蝇蕈、红网牛肝蕈中毒则会导致矮小幻觉、谵妄，大多能自行恢复。

（6）周围神经炎：有些毒蕈中毒者，其四肢远端发生对称性的感觉和运动障碍，麻木或强直，膝反射消失等。

（7）血液系统症状：可出现溶血现象，如贫血、黄疸、血红蛋白尿及肝脾大等；可引起继发性血小板减少而有出血现象，如皮肤紫癜、呕血或便血等。

（8）肝肾损害：病情凶险而复杂，病死率高。潜伏期多为10～24小时，也可长达数天。初期出现恶心、呕吐、腹痛、腹泻等胃肠道症状，1～2天内逐渐缓解，出现假愈期，如果是轻度中毒则进入恢复期。重度中毒者在发病2～3天后出现肝、肾、心、脑等器官损害症状，以肝损害最为严重，可出现黄疸、肝功能异常、肝大、出血倾向等，肾损害可出现少尿、血尿或无尿，甚至尿毒症。部分患者出现烦躁不安，甚至惊厥、昏迷等中毒性脑病症状，最终因呼吸、循环中枢抑制或肝性脑病而死亡。

（9）日光性皮炎：主要因食用胶陀螺（俗称猪嘴蘑）所引起。潜伏期为24小时左右，机体暴露于阳光的皮肤出现类似日光性皮炎的症状，如颜面肿胀、疼痛，嘴唇肿胀外翻等。

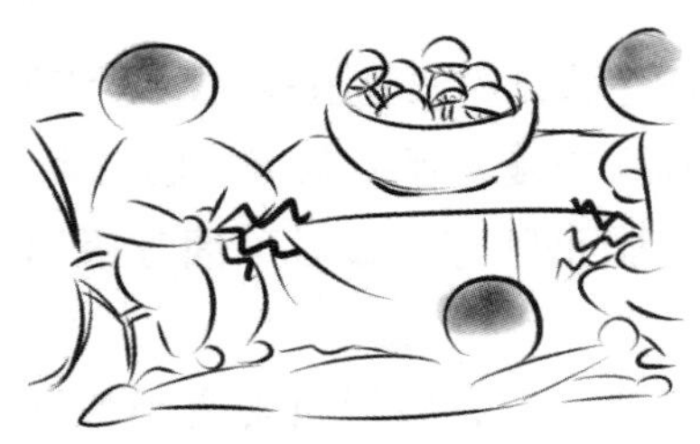

【诊断要点】

（1）有采食野蘑菇或进食干蘑菇史。

（2）多人同食，同时发病。

（3）某些毒蕈中毒具有特殊的临床症状和体征。

（4）剩余食物或胃内容物检出毒蕈。

【处理要点】

（1）催吐：刺激咽喉部或用催吐药物引起呕吐。催吐后，立即用1∶5000高锰酸钾溶液或药用炭混悬液反复洗胃。洗胃后再灌入药用炭。

（2）导泻：用硫酸钠或硫酸镁30～50g导泻。如中毒者已有严重的呕吐或腹泻，则不必催吐和导泻。

（3）补液：静脉滴注10％葡萄糖注射液，促进毒素排出，如中毒者有脱水或者酸中毒，可用生理盐水并适当补钾。

（4）毒蕈碱样症状的治疗：应立即肌内注射或静脉注射阿托品0.5～1mg，一般0.5～6小时1次，必要时可15～30分钟1次，直到毒蕈碱样症状明显好转或患者出现“阿托品化”为止。“阿托品化”即中毒者出现瞳孔较之前扩大、口干、颜面潮红、皮肤干燥、心率加快，此时应立即减少阿托品剂量或停用。如中毒者出现瞳孔扩大、神志模糊、抽搐、昏迷、尿潴留等，提示阿托品中毒，应立即停用阿托品。对有心动过速及高热患者，应慎用阿托品。在阿托品应用过程中应密切观察患者全身反应和瞳孔大小，随时调整剂量。

（5）抗毒蕈血清的应用：对于绿帽蕈、白毒伞等毒性很强的毒蕈中毒，可酌情使用抗毒蕈血清肌内注射（注射前先做皮内过敏试验）。

（6）应用巯基解毒药物：对于具有肝损害作用的毒蕈如白毒伞等中毒，阿托品常不能奏效，可用巯基解毒药物治疗，如二巯丁二钠及二巯丙磺钠等。

(7) 肾上腺皮质激素的应用：氢化可的松、地塞米松等可应用于严重毒蕈中毒（特别是鹿花蕈中毒引起的溶血反应，以及其他毒蕈中毒引起的中毒性心肌炎、中毒性脑炎、肝损害和出血性倾向等）。

【预防控制】

(1) 加强教育，预防误食。预防误食毒菌最好的方法就是慎重采食野生菌。儿童和没有采集经验的人不要采食野生菌，有采集经验的人对于不认识的或没有吃过的野生菌也不要采食。必须经专业技术人员鉴定确认安全后方可食用。

(2) 提高鉴别毒菌的能力，防止误食。民间某些辨别方法并不可靠，如颜色鲜艳、样子好看或菌盖上长疣子的有毒，不生蛆、不长虫子的有毒，有腥、辣、苦、酸、臭味的有毒，碰坏后容易变色或流乳状汁液的有毒，以及煮时能使银器或大蒜变黑的有毒等，这些方法均不十分准确，不能作为鉴别各种毒菌的通用标准。例如，白毒伞等鲜味宜人，没有苦味，颜色并不鲜艳，碰坏后亦不变色，也不能使银器或大蒜变黑，却有致命的毒素。用一些不科学的方法来鉴别种类繁多、形态多样和含毒成分复杂的各种毒菌，极为危险。

（四）发芽马铃薯中毒

【中毒原因】

马铃薯在春天或保存不当时容易发芽，称为发芽马铃薯。进食大量的发芽马铃薯或青紫、发绿及未成熟的马铃薯，均易发生中毒。

马铃薯的致毒成分为龙葵素。龙葵素为一种弱碱性糖苷，含生物碱龙葵胺，遇醋酸极易分解，高热煮透也可以破坏其毒性。成熟马铃薯中，龙葵素仅占0.005%～0.01%，但是未成熟、青紫、发绿及发芽的马铃薯中，龙葵素含量高达0.5%。进食大量未成熟或发芽的马铃薯可致急性中毒。龙葵素具有腐蚀性及溶血性，并对运动中枢及呼吸中枢有麻痹作用。

【临床表现】

（1）消化系统症状：中毒者有咽喉部及口腔烧灼感和痒感、恶心、呕吐、腹痛、腹泻，或者有口腔干燥、喉部紧缩感。

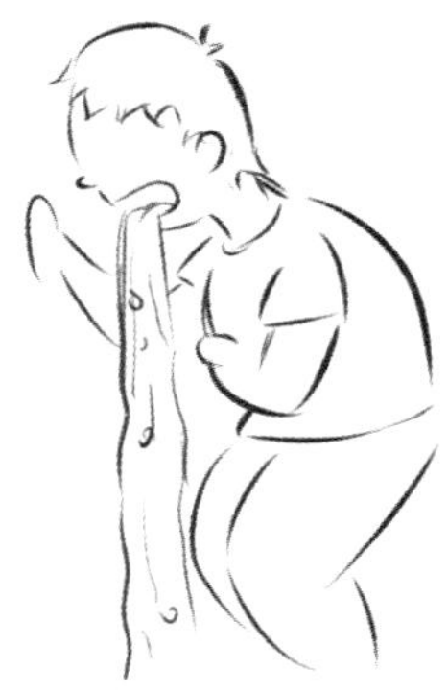

（2）神经系统症状：中毒者耳鸣、畏光、头痛、眩晕、发热、瞳孔散大、呼吸困难、颜面青紫、口唇及四肢末端呈黑色。严重者可有昏迷、抽搐，最后可因呼吸中枢麻痹而死亡。

【诊断要点】

（1）有进食发芽马铃薯史。

（2）有明显的消化系统症状和神经系统症状。

【处理要点】

（1）催吐、洗胃、导泻，适当饮用食醋。

（2）轻者口服补液盐，多喝糖开水及浓盐水；重者静脉滴注葡萄糖盐水，以促进毒物排出，并纠正脱水。

(3) 在洗胃后，当胃已无积食，但仍有剧烈呕吐、腹痛或腹泻时，可肌内注射阿托品。

(4) 如出现肠源性青紫病的症状，可静脉滴注 10%葡萄糖注射液，适当加入维生素 C 及亚甲蓝治疗。

(5) 经洗胃、给氧、静脉补液，颜面及全身青紫仍无减轻者，适当给予输血，可获显著效果。

【预防控制】

(1) 应在低温、无直接阳光照射的地方贮存马铃薯，防止其生芽。

(2) 不吃生芽过多、黑绿色皮的马铃薯。

(3) 生芽很少的马铃薯，应彻底挖去芽和芽眼，并将芽眼周围的皮削掉一部分。这种马铃薯不宜炒丝或炒片，宜红烧、炖、煮。因龙葵素遇醋酸易分解，故烹调时可加些食醋，以加速龙葵素的分解。

(五) 霉变甘蔗中毒

【中毒原因】

甘蔗在收割以后，多长期贮存，越冬出售。食用了保存不当发生霉变的甘蔗易发生中毒。一般认为霉变甘蔗导致中毒的原因主要是节菱孢产生的毒素 3-硝基丙酸。该毒素为神经毒素，进入人体后被迅速吸收，导致中枢神经系统损害，引起脑水肿，继发脑疝等。严重者导致缺血坏死，出现各种有关的局灶症状。

【临床表现】

(1) 潜伏期：潜伏期最短为 10 分钟，也有长至 48 小时者，以进食后 15 分钟到 8 小时发病最多。一般来说，潜伏期越短，病情越重，病死率越高。

（2）轻度中毒：进食后 2～3 小时发病，主要导致胃肠功能紊乱，中毒者出现恶心、呕吐、腹痛等，偶有腹泻，同时可以有头痛、头晕、视物不清等轻度神经系统症状，一般可以较快恢复。

（3）中度中毒：中毒者胃肠症状加重，中毒者出现中枢神经系统症状，如阵发性、强直性抽搐，意识不清，运动性失语，眼球偏向凝视，腱反射亢进等。脑脊液常规检查及生化检查无异常，可能有压力增加，眼底正常或有视网膜水肿，眼底静脉充盈。中度中毒者可于 1～2 周恢复，或者留有语言、意识及运动障碍等后遗症。

（4）重度中毒：除了症状和体征加重，中毒者主要表现为深度昏迷和持续癫痫症状。体温早期正常，以后可升高。病程中常出现血尿、柏油样大便及肺水肿等。中毒者常因呼吸衰竭而死亡。生存者多留有严重的神经系统后遗症。

【诊断要点】

（1）有进食霉变甘蔗史。

（2）根据其临床症状做出诊断，不同程度的中毒者有不同的临床表现。

（3）有条件者可进行实验室检查，从中毒者吃剩的霉变甘蔗中分离出节菱孢和 3－硝基丙酸。

【处理要点】

（1）对于误食霉变甘蔗时间短者，立刻探咽导吐，随即洗胃，每次用 1∶5000 高锰酸钾溶液 300～500mL 洗胃，亦可用药用炭 50g，置于 400mL 温开水中摇匀，口服或者灌胃，移出后反复实施，直至胃内毒物排出，再灌入药用炭 15～30g 混悬液于胃内，并以硫酸钠或者甘露醇导泻，必要时灌肠。

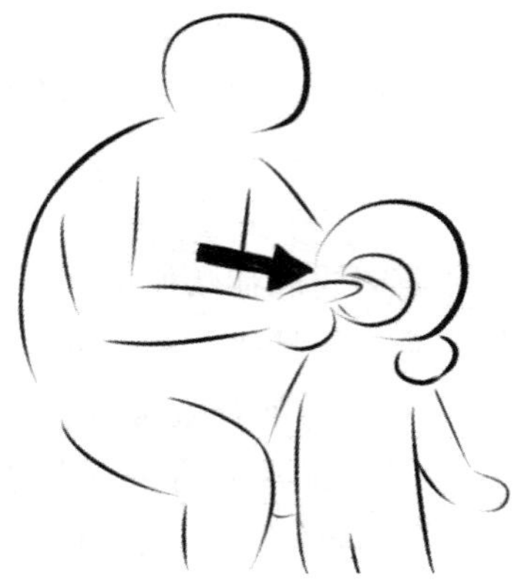

（2）中毒者有惊厥抽搐时，给予镇静药如苯巴比妥或者地西泮，小儿可用水合氯醛灌肠。

（3）静脉滴注脱水药，如20%甘露醇或者25%山梨醇注射液，50%葡萄糖注射液与脱水药交替使用，有助于控制脑水肿。

（4）根据病情适当补充液体以防止脱水、酸中毒及电解质紊乱。

（5）高压氧疗法是在200～300kPa（2～3个大气压）的条件下，供给中毒者纯氧，以提高血氧含量，用于治疗霉变甘蔗中毒者的重症脑水肿效果良好。

（6）适当应用脑细胞活化药如胞磷胆碱、细胞色素C以及脑活素、γ一氨基酸、吡硫醇等，以保护脑组织，预防后遗症。

（7）必要时酌情使用抗生素，预防继发感染。

（8）酌情使用糖皮质激素治疗及其他对症支持治疗。

【预防控制】

由于目前尚无特殊的治疗方法，故应加强宣传教育，教育群众不买、不吃霉变甘蔗。因不成熟的甘蔗容易霉变，故甘蔗应成熟后再收割。甘蔗是一种含水量、含糖量丰富（约12%）的食物，虽然甘蔗的外皮坚硬，但收割时两端皆有切口，提供了霉菌浸染的途径，所以甘蔗是一种不适于长期保存的食品。为了防止甘蔗霉变，贮存的时间不能太长，同时应注意防冻，并定期检查。正常的甘蔗食用部分为白色，如果发现发黄或者有异味就可能是被污染了。因此，在吃甘蔗的时候，一定要仔细观察甘蔗，但需注意的是，外观正常并非甘蔗不含 3－硝基丙酸的唯一条件。严禁出售霉变甘蔗。

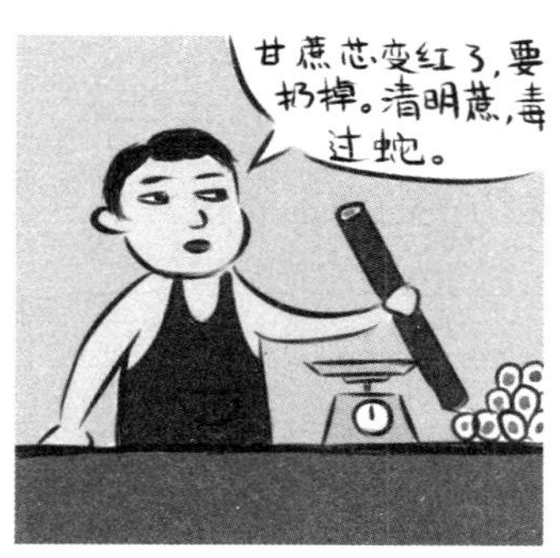

（六）四季豆中毒

【中毒原因】

四季豆又名菜豆、豆角、芸豆、梅豆角、芸扁豆，是全国普遍食用的蔬菜。四季豆一般不引起中毒，但食用没有充分加热、彻底熟透的四季豆就会中毒。

四季豆中的有毒成分尚不十分清楚，有研究显示，四季豆中毒可能与皂素、植物血球凝集素有关。未煮熟的四季豆中含有皂素，皂素对消化道黏膜有较强的刺激性。未成熟的四季豆中含有红细胞凝聚素，具有凝血作用。四季豆中毒可能与其品种、产地和烹调方法有关。根据实际调查，烹调不当是引起四季豆中毒的主要原因，多数为炒煮未熟透所致。

【临床表现】

四季豆中毒的潜伏期为数十分钟至数小时，一般不超过 5 小时。病程一般为数小时至 2 天，愈后良好。主要症状为恶心、呕吐、腹痛、腹泻等，同时伴有头痛、头晕、出冷汗等神经系统症状。中毒者有时四肢麻木，有胃烧灼感、心慌和背痛等。若中毒较深，则需送医院治疗。

【诊断要点】

（1）有进食未烧熟的四季豆史。

（2）有以胃肠炎为主的中毒表现。

（3）有条件时可检验红细胞凝集反应。

【处理要点】

（1）中毒轻者，一般腹泻之后会自愈，但需对症处理，如催吐、洗胃、利尿等，忌乱服药。

（2）中毒严重者，如因呕吐不止造成脱水，必须及时送往医院，由医生给予对症治疗。呕吐、腹泻严重者，可静脉滴注葡萄糖盐水和维生素 C，以纠正水和电解质紊乱，并促进毒物排出。有凝血现象时，可给予低分子右旋糖酐、肝素等。

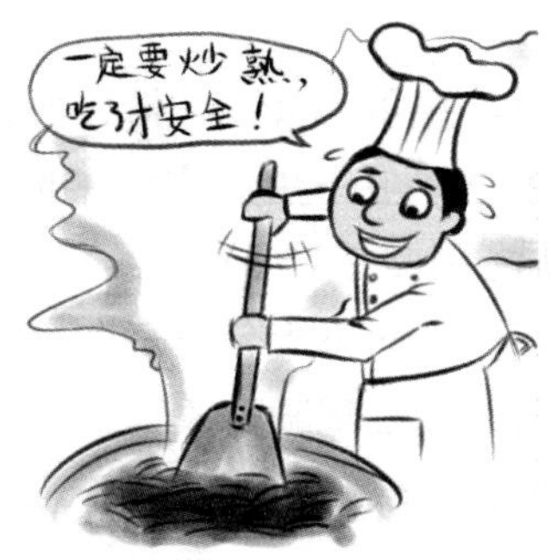

【预防控制】

四季豆宜炖食，使之熟透，以破坏其中的毒素。四季豆不宜水焯后做凉菜，炒食不要过于贪图嫩脆，应充分加热，使之熟透。

（七）苦杏仁中毒

【中毒原因】

食用苦杏仁特别是新鲜的苦杏仁很容易发生苦杏仁中毒，一旦误食或大量食用苦杏仁后一定要格外警惕，如果感觉身体不适就得立即就医。苦杏仁甙主要存在于苦杏、苦扁桃、油桃、枇杷、李子、苹果、黑樱桃等中，苦杏仁皮中不含苦杏仁甙。苦杏仁甙在苦杏仁酶或胃酸的作用下水解产生氢氰酸。氰离子与含铁的细胞色素氧化酶结合，妨碍正常呼吸，导致组织缺氧，使中毒者陷入窒息状态。氢氰酸还能作用于呼吸中枢和血管，使之麻痹，最后导致死亡。

苦杏仁中毒多发生于杏熟时期。多因不了解苦杏仁毒性、生吃苦杏仁，或者不经医生处方用苦杏仁煎汤治咳嗽而引起中毒。

【临床表现】

潜伏期短者半小时，长者12小时，一般多为1～2小时。常见症状有口腔苦涩、流涎、头痛、头晕、恶心、呕吐、心悸、脉快、发绀及瞳孔放大、瞳孔对光反射消失、牙关紧闭、全身阵发性痉挛。中毒者最后因呼吸麻痹或心跳停止而死亡。

【诊断要点】

（1）有食用苦杏仁等果仁史。

（2）中毒者呼出气体或呕吐物有苦杏仁味，迅速出现呼吸困难、心悸、痉挛、昏迷等中毒表现。

（3）取剩余食物按《食品安全国家标准　食品中氰化物的测定》GB 5009.36—2016进行氰化物的检验。

（4）尿内硫氰酸盐可升高。

【处理要点】

（1）急救：食入不久，尚未出现明显中毒症状者，可用5%硫代硫酸钠、0.05%高锰酸钾洗胃。洗胃的同时，立即肌内注射10%的4－二甲氨基酚（4－DMAP）2mL或一次口服硫代硫酸钠4～10g。

（2）解毒治疗。

1）给中毒者立即吸入亚硝酸异戊酯0.2mL，每隔2～3分钟吸入一次，每次持续20～23秒。可用数次，直至开始使用亚硝酸钠为止。然后用3%亚硝酸钠溶液10～30mL［6～10mg/（kg·次）］，静脉缓慢注射，1分钟注入2.5～5mL，之后静脉注射新配制的50%硫代硫酸钠25～50mL［0.25～0.5g/（kg·次）］，于5～10分钟内注完。两药用完后，如中毒症状仍未减轻，可在30～60分钟后，再半量重复给药一次。此三种药联合用效果最好，单独使用其中一种效果较差。吸入亚硝酸异戊酯的作用是将血红蛋白氧化为高铁血红蛋白，再与氰离子结合成为氰化高铁血红蛋白，起到解毒作用。但其结合不牢固，不久又可分解，放出氰离子，而在体内只生成较小量的高铁血红蛋白，故此药作用有限，仅作为使用亚硝酸钠之前的应急措施。用此药时应当注意血压，如果收缩压降低至正常值以下，应停止吸入。必要时可注射肾上腺素0.1mg。

在注射亚硝酸钠时，可出现头痛、呕吐、晕厥、神志不清和血压下降等不良反应。因此应随时注意中毒者的血压变化，若有明显的不良反应，应暂停注射或减慢注射速度，加用间羟胺（阿拉明）静脉滴注，必要时可用去甲肾上腺素。硫代硫酸钠也可致血压下降，亦应当注意。

2）立即肌内注射10% 4－二甲氨基酚2mL，然后静脉注射25%硫代硫酸钠20mL，以2.5～5mL/min的速率静脉注射。1

小时后根据病情可半量重复给药。

3）如无上述药品，亦可单独使用25％～50％硫代硫酸钠25～50mL或0.2mL/kg，以2.5～5mL/min的速率静脉注射，必要时重复给药或半量重复给药一次。

（3）对症支持治疗。

1）吸氧，当呼吸极度困难或完全停止时，必须不断进行人工呼吸，直至呼吸恢复。肌内注射或缓慢静脉注射洛贝林，每次3～5mg。

2）静脉注射50％葡萄糖注射液，可加胰岛素8～12U。

3）静脉滴注氢化可的松。

4）应用脱水剂。

5）重症中毒者可用细胞色素C 15～30mg、三磷腺苷20～40mg、辅酶A 50U，加入10％或25％葡萄糖注射液250mL中静脉滴注。

【预防控制】

（1）向群众特别是儿童宣传苦杏仁中毒的知识，告之不吃苦杏仁、李子仁和桃仁等。

（2）用杏仁做咸菜时，应反复用水浸泡，充分加热，使其失去毒性。

（八）黄花菜中毒

【中毒原因】

夏季人们普遍喜食凉拌鲜黄花菜，但常因烹调不当而致急性中毒。黄花菜中毒大多数发生在六七月份。

新鲜黄花菜的花蕊含有秋水仙碱，人食用后在体内容易氧化产生有毒的二秋水仙碱而引起中毒。研究发现，成人食用50～

100g 新鲜黄花菜（其中含有 0.1～0.2mg 秋水仙碱）后，会出现急性中毒症状。一次摄入 3～20mg 秋水仙碱，甚至可以导致死亡。

【临床表现】

鲜黄花菜引起的中毒，一般在食用后 4 小时内出现症状，主要表现是嗓子发干、心慌、胸闷、头昏、恶心、呕吐、大量出汗及腹痛、腹泻，严重者还会出现血尿、血便、尿闭与昏迷等。

【诊断要点】

（1）有进食新鲜黄花菜史，发病突然，主要表现为消化系统症状。

（2）有条件时，检验剩余的食物以及新鲜黄花菜中的秋水仙碱。

【处理要点】

发生黄花菜中毒时，可让中毒者喝一些冷的盐开水或葡萄糖溶液、绿豆汤，以稀释毒素并加速排泄。食用鲜黄花菜较多、中毒症状较重者，须马上送医院抢救。具体的救治措施如下：

（1）对中毒后不呕吐的人，可用手指或其他代用品触及咽喉部催吐，直至中毒者吐出清水为止；或者让中毒者饮大量稀盐水。

（2）导泻：可用温盐水灌肠导泻。

（3）洗胃：可用肥皂或浓茶水洗胃，也可用 1％的盐水，此法能同时除去已到肠内的毒素，起到洗肠的作用。

（4）解毒：在进行上述急救处理后，还应当对症治疗，服用解毒剂。如可吃生鸡蛋清、生牛奶或者用大蒜捣汁冲服。

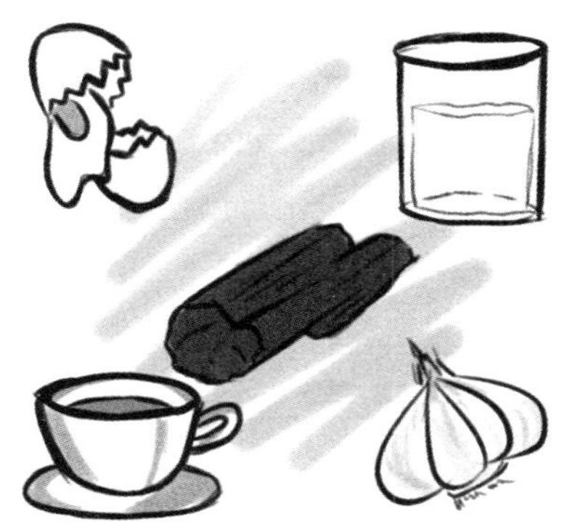

【预防控制】

食用干制黄花菜。若食用新鲜黄花菜：一是要注意每次食用的量不要太多，一般不要超过 50g；二是利用秋水仙碱易溶于水的特性，烹调黄花菜必须浸泡 2 个小时以上，或者用开水烫，以除去汁液中的秋水仙碱，烹调时必须彻底炒熟后再食用。

（九）芦荟中毒

【中毒原因】

芦荟中毒是指使用过量芦荟导致的中毒。少量食用芦荟有保健、养颜的作用，但是长期食用，或者一次性食用过量芦荟，则会导致一系列中毒症状。

芦荟全株及干燥品均有毒。致毒成分为羟基蒽醌衍生物类，主要为芦荟甙，以及少量的异芦荟甙、β-芦荟甙（可能非芦荟中原有，而是在提取过程中由芦荟甙转变而来）等，过量摄入可导致中毒。芦荟具有泻下作用，其液汁干燥品 0.1～0.2g 即可引起轻泻，0.25～0.5g 可引起剧烈腹泻，其作用在结肠和直肠，故服药 8~12 小时后才发生腹泻。

【临床表现】

主要症状为恶心、呕吐（可呕血）、腹痛、腹泻、便血、里急后重、盆腔内器官充血、腰痛，以及肾脏损害导致的尿少、蛋白尿、血尿等。

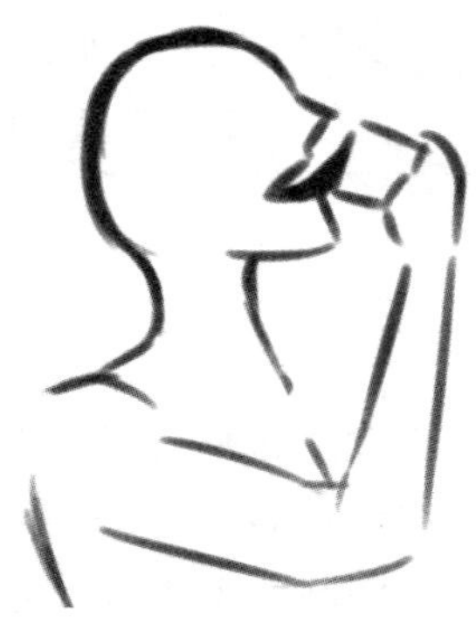

【诊断要点】

（1）有进食芦荟或者长期食用芦荟史。

（2）一次食用过量主要表现为消化系统症状。

【处理要点】

（1）早期催吐、洗胃，并灌服鸡蛋清、活性炭等。

（2）静脉输液，注意纠正水、电解质紊乱及休克等情况。腹痛剧烈时注射阿托品。其他症状给予对症处理。

（3）孕妇注意保胎，可注射黄体酮及维生素 E 等，但禁用吗啡，防止抑制胎儿的呼吸中枢。

【预防控制】

（1）严格掌握使用芦荟的适应证和剂量。

（2）有胃肠疾病者及孕妇慎用芦荟。

（十）石蒜（野蒜）中毒

【中毒原因】

石蒜对豚鼠及兔的子宫有明显的兴奋作用，与麦角相似。石蒜碱对动植物均能抑制维生素 C 的合成，对大白鼠，石蒜碱能对抗三氯叔丁醇引起的维生素 C 合成增加。连续给予石蒜碱的大白鼠，还可出现外周血液中红细胞及白细胞数减少，后者更加显著，主要是中性粒细胞减少。

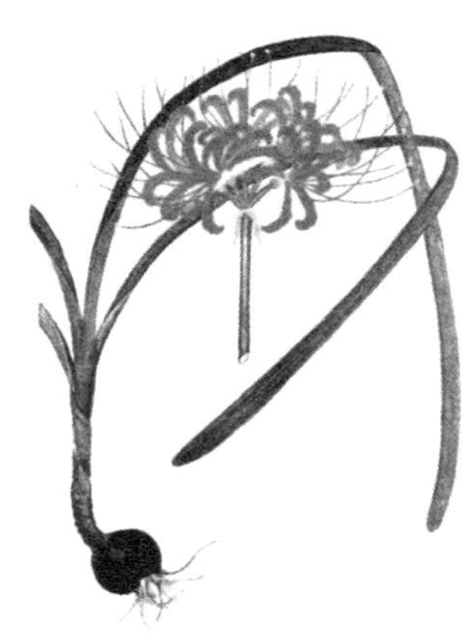

【临床表现】

中毒者有流涎、恶心、呕吐、腹泻，大便呈水样或排血便，惊厥或四肢痉挛，脉弱，血压下降甚至休克。严重者出现呼吸麻痹。

【处理要点】

（1）催吐、洗胃可用 1∶5000 高锰酸钾或者 1%～2%鞣酸溶液，洗后灌入活性炭或硫酸钠 20g 导泻。

（2）补液，维持水、电解质平衡。

（3）阿托品 1～2mg 皮下注射或肌内注射，可 0.5～1 小时一次，酌情而定；严重者加入葡萄糖注射液静脉滴注，直至毒扁豆碱及新斯的明样症状消失。

（4）如抽搐、惊厥，可选用安定等肌内注射，勿用有呼吸抑制作用或使血压下降的药物。

【预防控制】

（1）宣传石蒜有毒，鳞茎不能食用。

（2）应用其主要成分石蒜碱或加蓝他敏时，不可过量。癫痫、哮喘、心绞痛或心动过缓者禁用。

（十一）银杏果（白果）中毒

【中毒原因】

银杏果肉质外种皮中的酚酸性成分接触皮肤能致漆毒样皮炎，尤以白果二酚的毒性较大，故皮肤接触肉质外种皮后，可引起皮炎。酚酸性成分经皮肤吸收，通过小肠与肾排泄，可引起胃肠炎与肾炎，有溶血作用。肉质外种皮的浸液注射于小鼠后，可引起惊厥。皮肤接触种仁，亦可引起皮炎。食后，毒素进入小肠，经吸收而作用于中枢神经，主要表现为中枢神经系统损害及胃肠道症状，偶有末梢神经功能障碍。银杏果的毒性可因受热处理而减弱，故生食者中毒更甚。

【临床表现】

银杏果中毒多发生于儿童，中毒的轻重与年龄、体质及食用量有关。儿童中毒量为 10～50 粒。

潜伏期为 1～12 小时。轻者仅有反应迟钝、食欲不振、口干、头晕、乏力，1～2 天痊愈。严重者有头痛、恶心、呕吐、腹痛、腹泻、发热，继之出现烦躁、恐惧、抽搐、肢体强直、呼吸困难、发绀、神志不清、脉细、瞳孔散大及对光反射迟钝或消失。严重者常于1~2日因呼吸衰竭、肺水肿或心力衰竭而危及生命。少数中毒者可引起末梢神经功能障碍，表现为双下肢轻瘫或完全性弛缓性瘫痪。

【处理要点】

（1）洗胃、导泻，服鸡蛋清。

（2）甘草30~60g煎服。

（3）5%~10%葡萄糖注射液静脉滴注以稀释毒素，加速排泄，有呕吐或腹泻者可补充葡萄糖盐水。

（4）对呼吸困难、出现发绀者给氧，对抽搐不止者可用苯巴比妥钠、安定、水合氯醛等镇静剂。

（5）对发生循环衰竭及呼吸衰竭者应及时进行有效治疗。

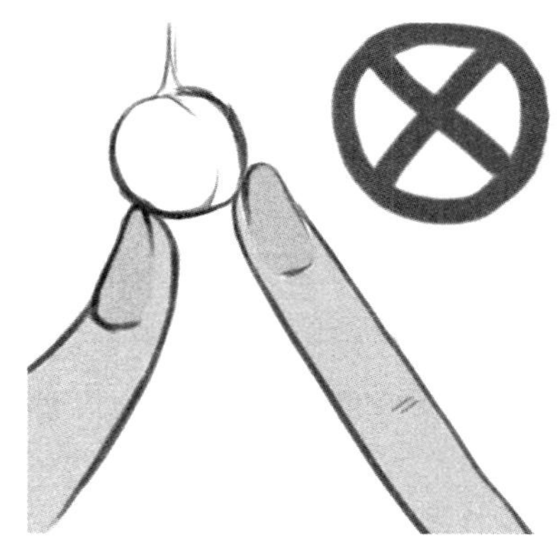

【预防控制】

不生食银杏果，熟食也要控制数量，食用时要除去肉中绿色的胚。采集时避免与种皮接触。

（十二）木薯中毒

【中毒原因】

木薯是热带地区的重要栽培植物之一，我国南方已广泛栽种。木薯中毒是指生食木薯或者未充分煮熟的木薯，而引起的主要表现为中枢神经系统抑制的中毒。

木薯的根、茎、叶均含有氰甙类物质、亚麻仁苦甙酶，此为致毒因素。块根富含淀粉，食用生的和未充分煮熟的木薯或煮木薯的汤均易中毒。木薯中毒症状出现较慢，一般为食后 6～12 小时。木薯中氰甙的含量随木薯的种类、生长环境、栽培条件、气候、生长期和采收季节等不同而差异很大，故中毒致死量不一致。一般食用未经处理的木薯 3～6 两即能引起严重中毒或死亡。

【临床表现】

早期症状有恶心、呕吐、腹痛、头痛、头晕、心悸、心率加快、嗜睡、无力等。中毒较重者，可见呼吸先频繁后变缓慢而深长、面色苍白、出汗、抽搐。重症者出现呼吸困难、躁动不安、心率快、瞳孔散大及对光反射迟钝或消失，甚至昏迷，最后可因抽搐、缺氧、休克或呼吸衰竭而死亡。

【诊断要点】

（1）有食用木薯史。

（2）取剩余食物按《食品安全国家标准　食品中氰化物的测定》GB 5009.36—2016 进行氰化物的检验。

（3）尿内硫氰酸盐可升高。

【处理要点】

木薯中毒主要由氢氰酸所致，其中毒机制与苦杏仁相同。故应尽早应用解毒剂，治疗同苦杏仁中毒。

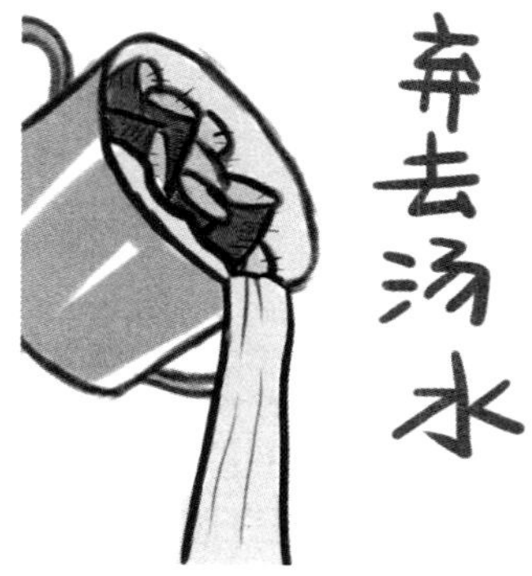

【预防控制】

不能生吃木薯。烹煮木薯必须去皮，再洗涤薯肉，于敞锅中煮熟，再将熟木薯用水浸泡 16 小时，煮木薯的汤及浸泡木薯的水应弃去。不能空腹吃木薯，一次也不宜吃太多。儿童、老年人、孕妇及体弱者均不宜吃。

（十三）大麻油中毒

【中毒原因】

大麻，又名线麻、小麻、火麻、胡麻等，一年生草本。大麻子可榨油，油呈棕褐色，多带有淡绿色，农村一般称小麻子油、线麻子油或火麻油等。大麻的毒性成分主要是一种棕色树脂，称为大麻树脂，含量为 15%～20% ，可溶于乙醚、石油醚、乙醇、氯仿等有机溶剂中，其主要成分有四氢大麻酚、大麻二酚、大麻酚。大麻酚为主要有毒成分。大麻酚具有较强的毒性，主要损害神经系统，中毒者表现为先兴奋而后麻痹。

在农村中有的人喜欢用大麻油做食用油，少量食用无明显的中毒表现，仅仅有头晕，食用过多则有明显的中毒症状。炒食大麻子或用大麻子做豆腐，食后均可引起中毒。用盛装过大麻油的油桶盛装食用油，致使食用油中混有大麻油，食后可引起中毒。亦有采食大麻幼苗而发生中毒者。

【临床表现】

食后1～4小时发病，也有8～12小时发病者。轻者有头晕、口渴、咽干、口麻。稍重者先兴奋、多言、哭笑无常、产生幻觉，而后有恶心、呕吐，逐渐嗜睡，产生头重脚轻、走路不稳、四肢麻木、心悸、视物不清、复视、瞳孔略大等症状。

严重者昏睡、意识模糊、瞳孔高度散大，甚至精神失常、定向力丧失。肝脾不大，体温一般正常。

中毒症状一般在48～72小时内消失，严重者不超过5天，无死亡病例。

【诊断要点】

（1）有进食大麻油、大麻子或者其制品史。

（2）有先兴奋后麻痹的特有中毒症状。

（3）按《食用植物油卫生标准》GB/T 5009.37—2003检验为阳性。

【处理要点】

（1）排出毒物：用0.05％高锰酸钾溶液或温盐水洗胃，并口服活性炭，1～2g/kg。口服硫酸钠30g导泻。

（2）过度兴奋者可肌内注射地西泮10mg，或用水合氯醛灌肠，每次0.5g，宜用小剂量。

（3）昏睡者可给予兴奋剂。

（4）补液，用10％葡萄糖注射液或5％葡萄糖盐水静脉滴注。

【预防控制】

（1）向群众广泛宣传大麻子的毒性，告之不要食用大麻子、大麻子豆腐、大麻油及大麻叶。

（2）盛装大麻油的油桶要有明显的标记，严禁用盛装过大麻油的油桶盛装食用油。

（3）兼制大麻油的食用植物油加工厂，要单独加工，分别保管大麻油与食用植物油。

（十四）棉籽油中毒

【中毒原因】

棉籽可以榨油。食用冷榨棉籽油或毛棉籽油可以引起中毒，食用未经处理的棉籽饼亦可引起中毒。棉籽油含亚油酸、油酸、棕榈酸甘油酯和棉籽色素腺体，后者含多种色素，以棉酚为主，此即棉籽油的主要有毒成分。棉酚在冷榨棉籽油、棉籽或棉籽饼中多以游离状态存在，故称为游离棉酚。棉籽中含 0.15%～2.8%游离棉酚，冷榨棉籽油时，大部分棉酚移到油中，含量可高达 1%～1.3%。

游离棉酚是一种原浆毒，可损害心、肝、肾及神经、血管，对生殖系统亦有明显损害。一次大量食用棉籽油能引起急性中毒，长期少量食用可引起慢性中毒。

食用冷榨棉籽油或毛棉籽油均可引起中毒，因为其中游离棉酚含量过高。

【临床表现】

急性中毒潜伏期一般为 2～3 天，短的为 1～4 小时，长的为 6～7 天。

中毒者初有头晕、头痛、疲乏、恶心、呕吐，继有腹痛、腹泻或便秘、胃部烧灼感，严重者有血便、四肢发麻、行走困难、嗜睡、昏迷、抽搐等。体温一般在 38℃以下，而皮肤温度显著增高，无汗或少汗，有难以忍受的皮肤烧灼感，肢体软瘫。部分中毒者可出现心率加快、血压下降、心力衰竭、黄疸、肝大及肾功能异常等。

【诊断要点】

（1）有食用冷榨棉籽油或毛棉籽油烹调的食品史。

（2）中毒者有皮肤灼热、无汗或少汗、体温升高等特殊表现，同时伴有消化系统、神经系统或生殖系统损害。

（3）检测棉籽油或其烹调的食品中游离棉酚的含量，按《食品安全国家标准》GB 500.148—2014 检测。

【处理要点】

（1）催吐、洗胃、导泻。

（2）对症治疗，保肝、护肾、补钾。

（3）支持治疗。

【预防控制】

禁止食用冷榨棉籽油或毛棉籽油。食用的棉籽油必须符合《食用植物油卫生标准》GB 2716—2018 规定，游离棉酚不超过 0.02%。

（十五）苍耳中毒

【中毒原因】

苍耳，俗称老苍子、苍子、卷耳、地葵、猪耳、胡苍子等，一年生草本。我国南北各地广泛分布，多生于荒地田间、路边及旷野。苍耳的茎、叶、芽及果实均有毒，其中以种子和幼芽毒性较强。鲜叶比干叶毒性大，嫩叶比老叶毒性大。食入 50g 苍耳幼芽可引起中毒，儿童误食 5～6 粒苍耳子亦可引起中毒。

苍耳子及苍耳幼芽的有毒成分可能为毒性蛋白质或苍耳甙，

苍耳子中苍耳甙的含量约为 1.2%。苍耳中的毒性物质可损害肝、肾、脑、心等实质器官，使中毒者出现肝脏出血、脂肪变性、肾曲管凝固性坏死、脑出血、脑水肿，并能使毛细血管渗透性增高，引起全身广泛性出血。

苍耳幼芽很像黄豆芽，二者不易区分，易误采食而中毒。食入苍耳子酱、粉或苍耳油、榨油后剩下的苍耳子饼，都能引起中毒。苍耳子是一味中药，发生苍耳子中毒，往往是因为炮制不当，如受热不均未炒透、炒制时间不足。苍耳子经水浸泡或加热处理可降低毒性，炒焦、炒炭后能破坏其毒性。

【临床表现】

大多数食苍耳幼芽中毒者的潜伏期为 2～3 天。苍耳幼芽中毒者的中毒表现多种多样，归纳起来可分以下几个方面。

（1）神经系统：头晕、头痛、全身无力、精神萎靡不振、嗜睡、烦躁不安、惊厥、牙关紧闭、昏迷、休克，甚至死亡。个别中毒者出现呼吸麻痹。

（2）消化系统：恶心、呕吐、口渴。多数中毒者有便秘，极少数中毒者出现腹泻。中毒者因胃肠道出血可有呕血、便血或齿龈出血，个别中毒者可有较严重的胃肠道出血。大多数中毒者有不同程度的肝脏损害，部分中毒者出现黄疸、肝大及触痛、腹水，严重者可发生肝昏迷。个别中毒者出现肠麻痹，易产生鼓肠。

（3）泌尿系统：可出现肾功能不全（尿毒症）及酸中毒的症状，肾脏损害明显者可伴有血压增高，尿检查时可发现蛋白尿、红细胞尿及管型尿。死前出现尿失禁。

（4）循环系统：引起中毒性心肌损害，主要临床表现为胸闷、心悸、心慌气短、头晕乏力、四肢麻木、口唇发麻、痛觉迟钝、心率减慢、高血钾，心电图提示房室传导阻滞，室性期前收缩。由于苍耳中毒后全身毛细血管扩张，通透性增加，会引起广泛性出血，中毒者面色苍白，口唇发绀，出现全身散在出血点，严重中毒者口鼻大出血，致使循环衰竭。

（5）呼吸系统：呼吸困难、发绀、肺水肿，可因呼吸麻痹而死亡。

（6）血液系统：多数中毒者血液中白细胞增多，多在 $10\times10^9\sim20\times10^9/L$，少数中毒者在 $20\times10^9/L$ 以上。

（7）体温：绝大多数中毒者有低热或中等程度发热，一般多在39℃以下，个别中毒者可出现高热。少数中毒者发病急剧，短期内（其发病后4～5小时）产生惊厥、昏迷而死亡。苍耳子中毒的表现基本与苍耳幼芽中毒相同。

【诊断要点】

（1）有进食苍耳子或苍耳幼芽史。

（2）有苍耳中毒表现。

（3）某些中毒者有血糖、血钾、二氧化碳结合力降低。

【处理要点】

（1）早期催吐、洗胃、导泻：苍耳中毒者胃排空时间可延长，故食后时间较长者亦需考虑洗胃。在尸检中发现，进食苍耳幼芽数天后，其肠内仍有苍耳幼芽的残渣存在，故导泻亦十分重要。因此，未发生腹泻或便秘者均给予硫酸钠20～30g导泻及大量2%盐水做高位灌肠。

（2）解毒治疗：据报道，小野鸡尾草（金花草）有解毒作用，可试用。轻者可给予400片，捣碎成粉状，加水搅拌口服，可隔3～4小时重复一次，可酌情减量。严重者可给予600片，隔0.5～1小时同量重复一次。危重者可给予800片，反复进行鼻饲，直到神志清醒。

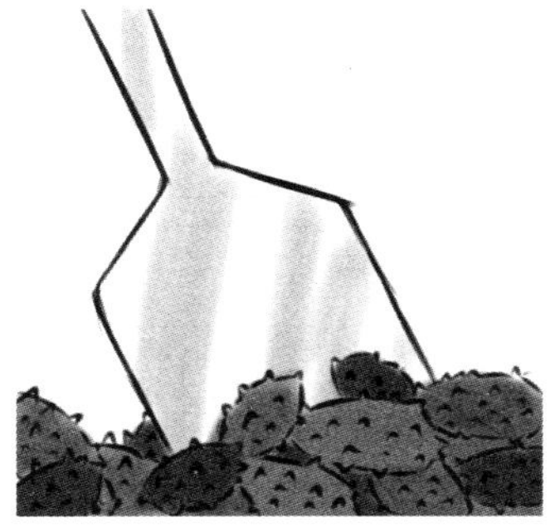

（3）对症治疗：保肝，护肾，防止脑水肿、脑出血，积极治疗呼吸衰竭及心脏衰竭，预防感染等。

【预防控制】

（1）大力开展宣传工作，向广大群众宣传苍耳幼芽和苍耳子、苍耳油的毒性知识，告之其绝对不能食用。特别是苍耳幼芽与黄豆芽极其相似，应防止误采中毒。

（2）收购和加工部门要妥善保管苍耳子及苍耳油，装苍耳油的容器要有明显的标记，严禁与盛装食用油的容器混用。

（3）苍耳子为秋季采收，晒干、炒制去刺后应用。其加热过程可以降低毒性。

（十六）毒芹中毒

【中毒原因】

毒芹，又称野芹菜、毒人参、斑芹等，为伞形科毒芹属的多年生粗壮草本，高可达70～100cm。

毒芹全株有毒，根部和种子毒性更大。根中含毒芹毒素最多，鲜根中含0.2%，干燥根中含3.5%。毒芹毒素主要麻痹中枢神经，人致死量为120～300mg。

毒芹的叶和花很像水芹（河芹）。采摘水芹时，易将毒芹误认为水芹，食用后发生中毒。因毒芹根有甜味，儿童易将毒芹根误认为山胡萝卜或防风，误食中毒。

【临床表现】

食后 0.5 小时左右发病。中毒者首先感觉口中有苦味，口、咽喉、胃有灼烧感，头晕，头痛，恶心，呕吐，全身疲倦无力，手脚发冷，嗜睡。进一步发展时，中毒者运动能力下降，行走困难，举步不稳，渐渐四肢麻痹到不能行动。麻痹由下肢开始，逐渐累及上肢，以下肢麻痹最明显。中毒者呼吸肌麻痹，表现为呼吸困难，呼吸起初快速，逐渐减慢而不规则，最后因呼吸麻痹而死亡。中毒严重者可在食后 0.5～1 小时或更短的时间内因呼吸衰竭而死亡。

【诊断要点】

（1）有误食毒芹（根或茎、叶）史。毒芹根的纵剖面有较密的片状分隔，而水芹则没有，可以此进行鉴别。

（2）有以中枢神经麻痹为主的中毒表现。

【处理要点】

（1）立即用 0.5%鞣酸溶液或 0.02%高锰酸钾溶液反复、彻底洗胃。

（2）洗胃后，再给中毒者服 4%鞣酸溶液 200～300mL，或浓茶水，或 15～30 滴碘酒加半杯温开水。口服硫酸钠导泻。

（3）因中毒者多死于呼吸衰竭，故应用呼吸中枢兴奋剂。洛贝林、尼可刹米、苯甲酸钠咖啡因可交替使用。

（4）吸氧，畅通气道，防止窒息。

（5）注意保暖并对症治疗。佐以维生素、能量合剂、肌苷等营养心肌；适量输液，既稀释血中毒物浓度，又纠正水、电解质平衡；应用抗生素，预防感染。

【预防控制】

毒芹和水芹生长环境相似，采摘水芹时，应特别注意，不要误采毒芹。要教育儿童识别毒芹，以避免误食中毒。

（十七）蜂蜜中毒

【中毒原因】

蜂蜜中毒是指人们食用有毒蜂蜜后表现出一系列中毒症状。蜂蜜本无毒，但工蜂采集有毒植物的花蜜酿成的蜂蜜有毒，这种蜂蜜称为毒蜜或醉蜜。国内报道的有毒蜜源植物有昆明山海棠（紫金藤、紫金皮）、雷公藤（水莽草、黄藤、菜虫药）、博落回（号筒草）、闹羊花（羊踯躅、黄杜鹃）等，其花蜜、花粉均有毒。

误食毒蜜，特别是野蜂酿的蜜更容易发生中毒。

【临床表现】

因毒蜜中含有的有毒植物花粉、花蜜不同，其毒性不同，中毒表现亦不同。

（1）昆明山海棠蜜中毒：潜伏期为 2 小时～5 天，可引起多种器官受损。消化系统有口干、食欲减退、恶心、呕吐、腹痛、腹泻、排脓血便或柏油样便等症状。泌尿系统有多尿、蛋白尿、血尿及管型尿等症状。神经系统有头晕、头痛、乏力、口舌及四肢麻木、膝反射减弱或消失等症状。循环系统有血压下降和典型心肌炎表现。呼吸系统有发绀、呼吸困难、肺水肿等症状。中毒者可死于呼吸衰竭。

（2）雷公藤蜜中毒：潜伏期为 5 小时～5 天，可引起多种器官受损。中毒者有发热、剧烈腹痛、呕吐、腹泻、肝大、口干、心悸、血压下降、头晕、乏力、尿少、血尿、腰痛等。心电图异常。中毒者可死于急性肾衰竭、心血管损害。

（3）博落回蜜中毒：潜伏期 10 分钟～5.5 天。中毒者有头晕、头痛、瞳孔缩小、口干、恶心、呕吐、腹泻及血水样便。严重者呼吸困难，少尿或尿闭，全身水肿并有出血点或大面积出血斑。轻者病程为 2～3 天，严重者为 20～30 天。

【诊断要点】

（1）有进食蜂蜜史。

（2）有不同植物毒蜜的相应的中毒表现。

（3）必要时对花粉进行鉴定或用薄层色谱法检验毒蜜中的有毒成分。

【处理要点】

（1）催吐、洗胃和导泻。

（2）对症治疗和支持治疗。

（3）博落回蜜中毒时，可试用纳洛酮肌内注射或静脉注射。

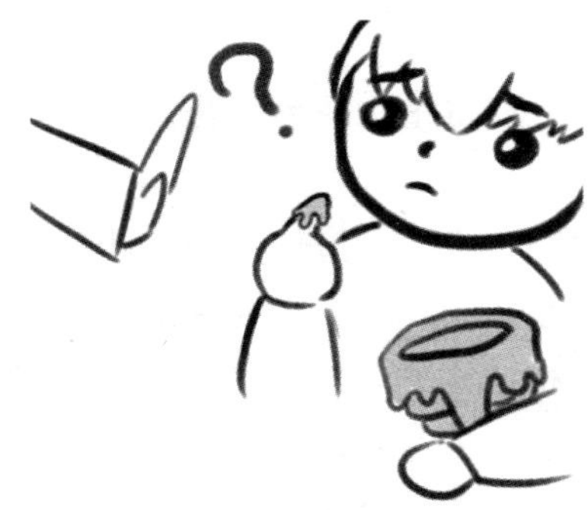

【预防控制】

不食用野蜂蜜，有麻、辛辣、涩等异味的蜂蜜亦不得食用。食用蜂蜜的原料要求、感官要求、理化指标及微生物指标等均应符合《食品国家安全标准　蜂蜜》GB 14963—2011。

（十八）曼陀罗中毒

【中毒原因】

曼陀罗，别名洋金花、闹洋花、大喇叭花、天麻子花、鬼茄子、山鬼等，一年生草本。曼陀罗全株均有毒，以种子毒性最大，其次为叶、花、根茎。有毒成分为莨菪碱及少量东莨菪碱和阿托品。其叶含莨菪碱 0.2%～0.45% ，种子含莨菪碱 0.2%～0.5%，花含莨菪碱 0.215%。曼陀罗种子的中毒量和致死量个体差异很大，正常人服用 5～10mg 即可引起显著中毒，一般儿童内服 3～8 枚即可中毒。误食种子后 0.5～2 小时，有毒成分可完全被胃吸收而出现中毒症状，经 10～36 小时，有毒成分的三分之一由尿液排出，少量可由乳汁排出。

曼陀罗中毒多因曼陀罗种子混入豆类中，制成豆制品，食后引起中毒。农村还常因曼陀罗籽泡酒引起中毒，亦有误食其浆果、种子或其叶而发生中毒者。

【临床表现】

误食后 0.5～2 小时发病。中毒者可出现口干，皮肤干燥而潮红，为猩红色，尤其在面部极为明显，偶见红斑疹。中毒者有头晕、心跳过速、呼吸加深、血压升高、极度躁动不安（可发展为抽搐）、多语、好笑或好哭、谵妄、幻觉、幻听、痉挛，有时体温升高，少数情况下可高达 40℃，瞳孔散大，视物模糊，对光反射消失或减弱。严重者有躁狂、谵妄进而昏迷、血压下降、呼吸减弱，最后死于呼吸衰竭。

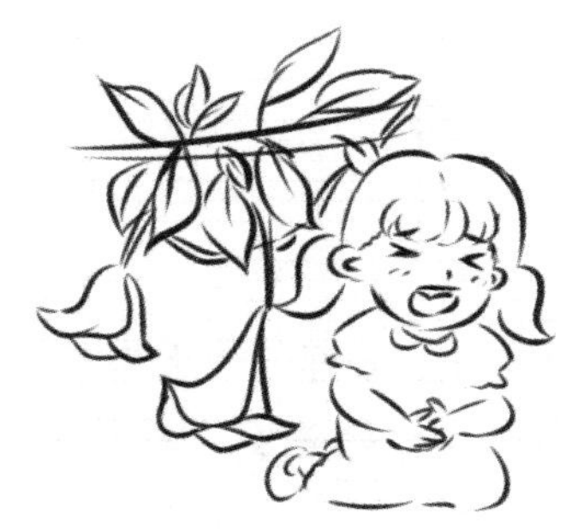

有的中毒者可以不发热，皮肤不红，无红斑疹等，这是东莨菪碱拮抗作用所致。

【诊断要点】

（1）有误食曼陀罗浆果、种子、叶子史或有进食混有曼陀罗种子的豆类加工食品史。

（2）突然发病，有明显的中枢神经系统症状，并且有面部潮红、皮肤干燥及瞳孔散大等曼陀罗中毒的症状。

（3）按《粮食卫生标准》GB/T 5009.36—2003 鉴定曼陀罗种子，生物碱比色定性或薄层色谱定性阳性。

【处理要点】

（1）催吐、导泻，排出毒物：早期中毒者未能将毒物全部吐出之前可给予催吐剂，但中毒者处于兴奋状态时不宜催吐。用0.05%高锰酸钾溶液或2%～5%鞣酸溶液洗胃。洗胃后予以硫酸钠30g导泻，并服活性炭1～2g/kg，亦可给予10～30滴碘酒口服，以沉淀毒素。

（2）解毒治疗。

1）皮下注射1%毛果芸香碱，每次5～10mL，15分钟1次，直至瞳孔缩小、症状减轻为止。轻者或症状缓解后，可适当延长注射间隔时间。

2）肌内注射水杨酸毒扁豆碱每次0.5～1mg，或皮下注射，每次 0.5～1mg，3～4 小时 1 次，亦可并用氢化可的松。

（3）对症治疗：狂躁不安者，可用 10％水合氯醛每次 5～15mL 保留灌肠，亦可用地西泮或短效巴比妥类药物，如司可巴比妥，每次 0.1g，不宜用长效巴比妥类药物、吗啡及哌替啶，以免引起呼吸抑制。

有呼吸衰竭时，可注射洛贝林等，并给予吸氧或人工呼吸。

【预防控制】

曼陀罗是国家管理的毒性中药材，应大力宣传，加强毒麻药品管理，不要随意应用民间土方。教育儿童不能食用曼陀罗浆果、种子。果实成熟后应及时采摘，并加强管理，防止其混入粮食中。制作豆制品时，应彻底清除豆类中的曼陀罗种子。1kg 粮食中，曼陀罗种子不得超过 1 粒。

（十九）草乌头中毒

【中毒原因】

草乌头，别名草乌、五毒草、黑叶乌、小脚乌等，多年生草本。使用不当造成的中毒比较多见。

草乌头全株有毒，以根最毒，2～4g 即可致死，枝叶枯萎后的根有剧毒，种子次之，叶又次之。干燥附子的致死量为 0.5～1g。有毒成分有乌头碱和次乌头碱等多种生物碱，其中以乌头碱毒性最强。口服乌头碱 0.1mg 可引起中毒，3～5mg 即可致死。草乌头中毒与有无炮制、配伍及个体差异有关。

乌头碱在消化道及皮肤破损处易于吸收，主要从唾液和尿液中排出，其吸收及排出均迅速。乌头碱主要损害循环系统及中枢神经系统。在神经系统方面，中毒者先兴奋后麻痹。严重心律失常是乌头碱中毒死亡的常见原因。

草乌头中毒多因不了解草乌头的毒性，误食而中毒。服用生品、服用炮制品不当或服药过量可引起中毒

【临床表现】

中毒者多在误食后10～30分钟发病。中毒者先出现唇、舌、咽、食管、胃灼热或灼痛感，相继出现以神经系统症状为主的中毒表现。

唇、舌、四肢末梢有蚁走感和刺痛，渐向躯干扩延；口、舌、四肢和全身麻木（从指尖开始渐达全身）；口腔或全身有烧灼感。中毒者有头晕、面色苍白、出汗、四肢厥冷、烦躁不安、抽搐、强直、嗜睡、谵妄、神志不清。个别中毒者出现四肢瘫痪。

中毒者有胸闷、心悸、血压下降、各种类型的心律失常、休克，甚至死亡。

中毒者有流涎、吞咽困难、恶心、呕吐，甚至口吐白沫，或呕吐咖啡样胃内容物，解黑色稀便；腹痛、腹泻、里急后重，类似痢疾的表现。

中毒者呼吸困难，严重者可因呼吸肌痉挛而发生窒息。

【诊断要点】

根据误食史及以神经系统症状和循环系统症状为主的中毒表现诊断。

【处理要点】

（1）可用吐根糖浆催吐，用0.05％高锰酸钾溶液或2％鞣酸溶液洗胃。洗胃后服活性炭，并给予盐类泻剂导泻。

（2）使用阿托品要遵循早期、足量、反复并维持“阿托品化”的原则。对心跳缓慢、不规则者可给予阿托品1～2mg皮下注射或肌内注射，4～6小时一次，严重者可用0.5～1mg加入葡萄糖注射液中缓慢静脉注射，15～30分钟一次。阿托品不仅可

以消除因迷走神经兴奋而出现的心律失常等症状，还可减轻或消除流涎、呕吐等消化系统症状及兴奋呼吸中枢。如果用阿托品后，仍出现室性心动过速，可给予甲氧明或利多卡因，血压下降者给予去甲肾上腺素等。

(3) 对心力衰竭者则给予强心苷类制剂。痉挛时可给予止痉剂。

(4) 对呼吸抑制者给予吸氧及气管插管或人工呼吸。

(5) 及时给予尼可刹米、苯甲酸钠咖啡因等兴奋剂。注意保暖。

【预防控制】

向群众宣传草乌头的毒性，告之其不能食用。采收时禁止用口尝试。作为中药配方成分时应严格控制用量，采用正确的煎服方法。

五、常见动物性食物中毒

动物性食物中毒分为两种：一种是指将天然含有有毒成分的动物或动物的某一部分当作食品引起的中毒；另一种是指食用在一定条件下产生大量有毒成分的动物性食品而引起的中毒。

动物性食物中毒的特点：①动物性食物中毒多以家庭散发为主，有一定的区域性，如河豚中毒多发生在沿海地区，鱼胆中毒多发生在南方地区。②一般情况下，中毒者会告之食用了某种可能含有毒素的动物或动物的某一部分。③一般中毒者潜伏期较短，临床表现因动物所含毒素不同而有较大差别。④主要是对症治疗、支持治疗，治疗不及时可导致死亡。⑤动物形态学鉴定对最终判断具有重要意义。

动物性食物中毒诊断的主要依据：流行病学调查资料、潜伏期和特有的中毒表现、形态学鉴定资料、实验室检验结果。必要时进行毒理学试验。常见的引起动物性食物中毒的动物性食物有河豚、高组胺鱼类、鱼胆、贝类。

动物性食物中毒抢救流程如图 5－1 所示。

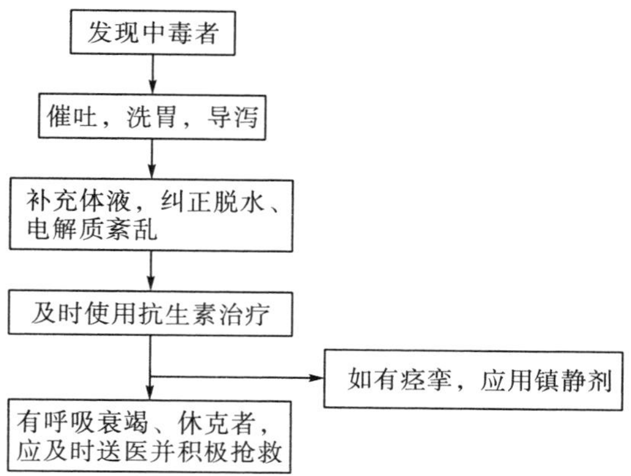

图 5－1　动物性食物中毒抢救流程

（一）河豚中毒

【中毒原因】

河豚又称为气泡鱼、吹肚鱼。河豚所含毒素为河豚毒素，主要存在于鱼的内脏、生殖腺、血液、眼、腮、皮肤等部位。在春季繁殖季节其卵巢和鱼卵毒性最高，肝脏次之。新鲜洗净的河豚肉一般无毒，但鱼死后，毒素可从血液、内脏等渗入鱼肉。少数河豚品种的鱼肉也有毒。河豚毒素是一种毒性极强的非蛋白质类神经毒素，进入机体后主要使神经中枢和神经末梢麻痹。食入该毒素 0.5～3mg 即可致人死亡。

【临床表现】

（1）潜伏期一般为数十分钟至 3 小时。

（2）消化系统症状：中毒者食后不久开始有恶心、呕吐、口渴、腹痛或腹泻等。

（3）神经系统症状：中毒者开始有口唇、舌尖、指端麻木，眼睑下垂，四肢乏力，继而四肢肌肉麻痹、步态不稳、共济失调，甚至瘫痪。

（4）严重者血压及体温下降，言语不清，声音嘶哑，呼吸困难、急促、表浅而不规则，瞳孔散大，昏迷，最后发生呼吸麻痹或房室传导阻滞，必须迅速抢救，以免导致死亡。

（5）本病发展迅速，如不及时救治，中毒者往往在数小时内死亡。

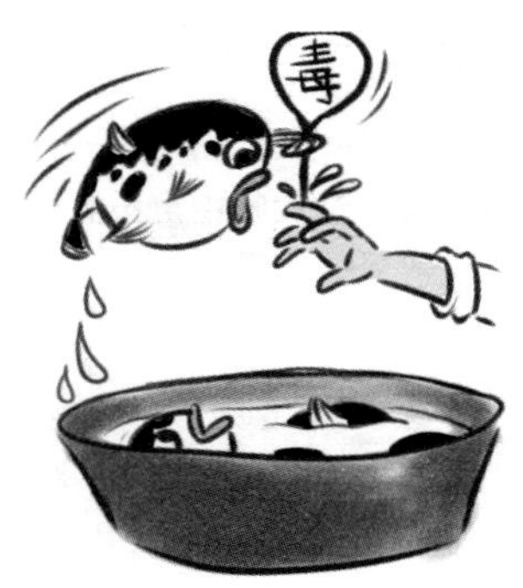

【诊断要点】

（1）有进食河豚史。

（2）符合河豚中毒的流行病学特点和主要临床表现。

【实验室检查】

取中毒者尿液 5mL，注射于雄蟾蜍腹腔内，于注射后 0.5 小时、1 小时、3 小时、7 小时分别观察其中毒现象，可做确诊及预后诊断。

【处理要点】

（1）催吐：刺激咽部使之呕吐，如无效，可用 1%硫酸铜 50～100mL口服，必要时用盐酸阿扑吗啡 5mL 皮下注射。

（2）用 1∶2000 高锰酸钾溶液或 0.5%药用炭混悬液洗胃。

（3）口服硫酸钠或硫酸镁导泻并给予高位灌肠。

（4）静脉滴注10%葡萄糖注射液或5%葡萄糖盐水，以维持体液，并可促进利尿，排出毒素。

（5）早期应用阿托品，可起对抗作用。

（6）用鲜芦根两斤，或用鲜橄榄、鲜芦根四两，洗净，捣汁内服。

（7）对症治疗。

1）有肌肉麻痹者，用士的宁肌内注射或皮下注射，每次2～3mg，或用甲硫氨酸（蛋氨酸）3g口服，每天3或4次。

2）有呼吸衰竭者，可用苯甲酸钠咖啡因、尼可刹米、山梗菜碱等交替注射，必要时进行人工呼吸、电刺激膈神经及其他综合治疗。有休克者积极抢救。

3）呕吐不止者，可给颠茄类制剂；剧烈腹痛者，内服复方樟脑酊。

4）有惊厥者，给予镇静剂，如巴比妥类、安定、水合氯醛等。

【预防控制】

（1）加强卫生宣教工作，向群众说明河豚有毒，不要食用。

（2）渔业单位、各菜市场均应在出售海杂鱼前，严格检查，将河豚挑出，并送至有关部门集中处理。

（3）处理河豚时，必须彻底去头、皮、内脏、血液、鱼子，反复清洗鱼内部，然后加碱煮熟或制成罐头，方可食用。去除的河豚头、皮、内脏、血液及漂洗的水要统一处理，以免误食中毒，也不能用之喂饲牲畜。

（二）幼鲎中毒

【中毒原因】

鲎又名鲎帆、鲎簰，产于我国南海，全体深褐色，长 2～3 尺，宽约 1 尺。成年鲎无毒，进食幼鲎常可发生中毒。无论是煮熟或者烤熟的幼鲎，食之均可中毒，严重者可致死亡。幼鲎的毒素性质未明，中毒后出现的症状类似于河豚素中毒。

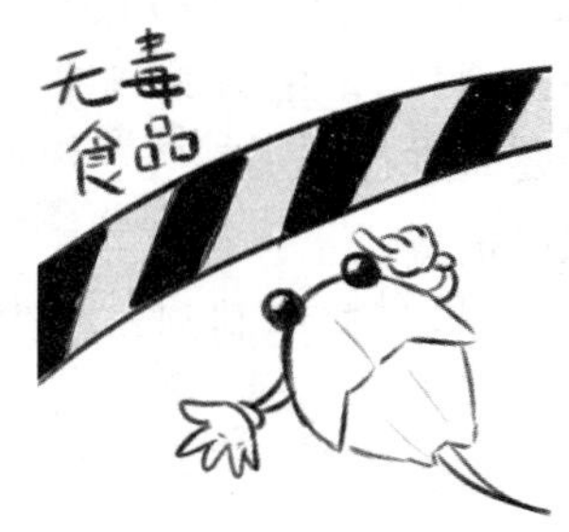

【临床表现】

（1）潜伏期：一般在食后 1～3 小时出现症状，亦有潜伏期长至 10 小时者。

（2）中毒症状。

1）胃肠症状：恶心、呕吐、腹泻等。胃肠症状出现较早，消失亦快。

2）神经系统症状：口、唇、咽及四肢麻木，头晕。严重者可有共济失调、步态蹒跚、四肢瘫软、言语不清而带鼻音、烦躁、呼吸困难等，偶有脑水肿、昏迷、心动过缓、瞳孔缩小等。

【诊断要点】

（1）有进食幼鲎史。

（2）符合幼鲎中毒的流行病学特点和主要临床表现。

【处理要点】

（1）立即催吐并用1∶2000高锰酸钾溶液或0.5%药用炭混悬液洗胃。

（2）静脉滴注10%葡萄糖注射液，加入大剂量维生素C，必要时加用氢化可的松、地塞米松等。轻者可口服葡萄糖盐水或甘草糖水。

（3）有脑水肿者，可用甘露醇、山梨醇、呋塞米（速尿）等。

（4）昏迷者，应迅速治疗。

（5）有呼吸衰竭、循环衰竭早期征象时，应迅速采取综合措施。

（6）烦躁不安者，可选用水合氯醛或小剂量氯丙嗪、苯巴比妥钠等。

（7）心动过缓及瞳孔缩小者，可用阿托品。

【预防控制】

在产鲎地区，应向群众宣传不吃幼鲎。如已误吃，立即探咽导吐，并送至医疗机构救治。

（三）哈贝中毒

【中毒原因】

食入甲壳类动物如哈贝、蟹、龙虾、海扇、海螺、牡蛎等均可能发生过敏、中毒和细菌性感染。其中以哈贝中毒常见。

（1）哈贝含毒可能是由于它所吃下的某种鞭毛植物含有神经毒素。其毒素类似于士的宁、乌头碱等。此种毒素易溶于水和酒精，但不溶于乙醚和氯仿，在酸性溶液或中性溶液中加热不易破坏，在碱性溶液中煮沸才会被破坏。普通烹调方法只能减轻哈贝中毒的危害，不能完全消除其毒性。

（2）哈贝带有细菌。

（3）对哈贝过敏。

【临床表现】

（1）红斑性型：有少数人对哈贝特别敏感，吃后可产生胃肠症状和荨麻疹、红斑、脸肿、喉水肿等。

（2）细菌性型：哈贝可以带细菌，如伤寒杆菌和变形杆菌等，导致出现感染和胃肠症状，或兼有过敏症状。

（3）麻痹型：中毒症状开始时为感觉障碍及运动障碍，中毒者感到口腔麻木和刺痛，手足有蚁走、寒冷及针刺感，有言语障碍、头痛、心悸、痉挛、腓肠肌疼痛、发热等，其后即有呼吸障碍、瞳孔散大、眩晕、步态蹒跚及衰弱感。中毒者可于数小时内因心肌麻痹及呼吸麻痹而危及生命。

【诊断要点】

（1）有进食哈贝史。

（2）符合哈贝中毒的流行病学特点和主要临床表现。

【处理要点】

（1）催吐。

（2）用1∶5000高锰酸钾溶液、5%碳酸氢钠溶液或0.5%～1%药用炭混悬液等洗胃，洗胃后留置20%药用炭混悬液50mL于胃中。药用炭对哈贝毒素有强大的吸附作用。

（3）内服碳酸氢钠1克/次，1日数次。哈贝毒素在碱性溶液中极不稳定。

（4）用硫酸钠或硫酸镁导泻。

（5）对症治疗：积极抢救呼吸衰竭及循环衰竭者，如有痉挛，应用镇静剂，忌用吗啡。对麻痹型可并用维生素 B_1、维生素 B_{12} 及针灸等。

（6）对红斑性型中毒者，选用脱敏药物（如苯海拉明）及肾上腺皮质激素等。

（7）对细菌性型中毒者，用抗菌剂，如氯霉素等。

（8）补液，静脉滴注葡萄糖注射液可以促进毒素排出。根据电解质丢失情况，加入生理盐水或乳酸钠等，必要时加钾。

【预防控制】

（1）采运哈贝时，用含氯无菌的海水冲洗，并浸泡 48 小时以后，再用无菌袋或者其他容器包装，然后再送往市场。如此可以减少哈贝体内的细菌及其他污染物。

（2）禁止食用畸形贝螺或者生吃哈贝。

（四）鱼肝中毒

【中毒原因】

鱼肝中毒中，最常见的是鲨鱼肝、鳕鱼肝中毒，马鲛鱼肝、鲤鱼肝等中毒亦较常见。鱼肝内除含有丰富的维生素 A、维生素 D 外，还有痉挛毒、麻痹毒、鱼油毒等。鱼肝中毒指摄入鱼肝过多，使维生素 A 过量所致中毒。鲨鱼肝所含维生素 A 为 10450IU/g，一次进食鲨鱼肝 47g 左右，即可引起中毒。

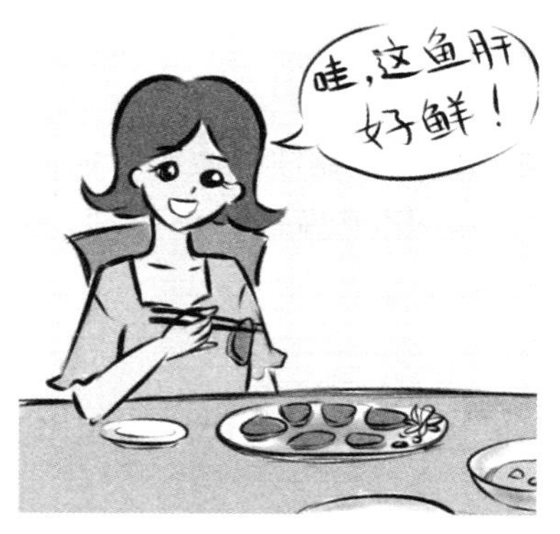

【临床表现】

（1）消化系统：食欲减退、恶心、呕吐、腹痛、腹泻、排水样便、肝大并有压痛。

（2）神经系统：头痛、头晕、畏寒、发热、嗜睡等。

（3）眼部症状：结膜充血、结膜下充血、瞳孔轻度散大、视物模糊。

（4）皮肤症状：面部及皮肤潮红，皮肤有热感或丘疹，大多有脱皮现象。脱皮多在中毒后2～3天发生，自鼻唇沟和口周开始，蔓延到四肢或者躯干，起初呈鳞屑状脱皮，以后多呈片状脱落。

（5）婴儿多有前囟隆起及烦躁不安，偶有轻度脑膜刺激症状。

【诊断要点】

（1）有进食大量鱼肝史。

（2）符合鱼肝中毒的流行病学特点和主要临床表现。

【实验室检查】

（1）测定血中维生素A高于150IU/100mL。

（2）血中白细胞计数及中性粒细胞计数轻度升高。

【处理要点】

（1）催吐、洗胃、导泻。

（2）静脉滴注10％葡萄糖注射液或者葡萄糖盐水。

（3）对症治疗，如用镇静剂、止痛剂，并用B族维生素、维生素C等。

【预防控制】

（1）不要吃鱼肝过多，上述鱼类之肝在售前剔除，送往加工厂制造鱼肝油。

（2）口服鱼肝油应遵医嘱，避免中毒。

（五）某些鱼介类中毒

【中毒原因】

多种鱼介类如海胆、鲨鱼、鲷鱼、鳕鱼、海蟹、海鳗、龙虾等，产卵期多能分泌毒素，吃下均可导致中毒。

鱼外表的一层黏液中存在无数细菌，鱼死后，它外皮的细菌开始侵入鱼鳃及口内，在 24～60 小时，细菌侵入鱼肉，使全鱼发生腐败。在腐败初期，细菌可产生强烈的毒素，此种毒素不因盐腌制而被破坏，如果烹煮腌鱼的火力不够，食后仍会中毒。含脂肪多的鱼较易腐败，细菌在体内更易产生毒素。某些鱼类在腐败过程中产生大量组织胺，能引起中毒，如金枪鱼、花身鱼等。海产鱼中，青皮红肉的鱼类大都可以产生组织胺。

【临床表现】

（1）中毒者多有呕吐、腹泻、发热、咽下困难、皮疹、头昏、眼胀、瞳孔缩小、谵妄、痉挛、心悸、心力衰竭、虚脱、昏迷、发绀、窒息等。

（2）高组织胺鱼类，多在食后一小时左右发病。中毒者有恶心、呕吐、头昏、头痛、心跳加快、面部潮红、眼结膜充血、瞳孔散大、畏寒、腹痛、腹泻等。部分中毒者有口舌发麻、唇部水肿，严重者有视物模糊、心悸等。

【诊断要点】

（1）有进食上述鱼介类史。

（2）符合鱼介类中毒的流行病学特点和主要临床表现。

【处理要点】

（1）催吐、洗胃、导泻，静脉滴注葡萄糖盐水，对症治疗

（如强心、镇静）等。

（2）高组织胺鱼类中毒者，可加用以下药物：

1）盐酸异丙嗪（非那根）每次 25mg，每天 3 次，口服，严重者每次 25～50mg，肌内注射，或用葡萄糖盐水稀释后静脉滴注，亦可口服苯海拉明，每次 25～50mg，每天 2 或 3 次，或者用其他抗组织胺药，以降低对组织胺的反应。

2）有严重过敏反应时，可用氢化可的松 100～300mg，或者地塞米松 5～10mg，加入葡萄糖注射液内静脉滴注。

3）可用 10%葡萄糖酸钙 10～20mL 加入 25%葡萄糖注射液 20～40mL 中稀释后缓慢静脉注射。

4）口服或者注射大量维生素 C 及其他对症治疗。

【预防控制】

（1）做好食品卫生和水产品保管工作，出售的鱼必须新鲜。新鲜鱼亦需要洗净，高温烹煮后食用。

（2）组织胺为碱性物质，将鱼用千分之一的冰醋酸处理，能减少组织胺的含量，故烧鱼时加醋或者吃鱼时蘸醋都是解毒办法，可在一定程度上防止中毒。

（六）蜂蛹中毒

【中毒原因】

我国南方某些地区，有进食烹炒蜂蛹的习惯。如不慎误食马蜂蛹，即可引起中毒，且很严重。蜂蛹中的毒素主要对中枢神经系统造成损害，并可损伤心、肝、肾等重要器官。由蜂蛹中毒而死亡的动物解剖后，可见各器官淤血、肿胀，并有出血点。

【临床表现】

（1）中毒者开始有头昏、腹痛、腹胀，于5～15分钟突然昏倒，意识消失，全身痉挛，牙关紧闭，瞳孔缩小，眼球固定，面色青紫，呈苦笑面容，每次惊厥发作持续15～30分钟，有的达一小时，间歇30分钟至3小时，重症者发作持续时间更长，间歇更短，间歇期中毒者仍烦躁不安。

（2）中毒者面部水肿、头痛、全身麻木及疼痛、呕吐、腹部有压痛和反跳痛，排少量血性黏液便。

（3）重度中毒者脉弱而迟缓，心律不齐，可有过早搏动，血压下降，四肢末端发绀、发冷及肿胀，同时可有呼吸困难，呼吸浅快或深慢，腹部听诊有鼾音和水泡音，口角流出白色液体，继而变为血性。

【诊断要点】

（1）有进食蜂蛹史。

（2）符合蜂蛹中毒的流行病学特点和主要临床表现。

【处理要点】

（1）立即催吐、洗胃和导泻。

（2）重症中毒者应用阿托品：成人每次0.5～1mg，儿童0.03～0.05kg，皮下注射，每隔30分钟一次，以后可酌情减量或者延长注射时间，或改为口服阿托品片剂，成人每次 0.5～1mg/kg，儿童每次 0.01mg/kg。

（3）静脉滴注 10%葡萄糖注射液或 5%葡萄糖盐水，加维生素 C 1～2g。

（4）控制惊厥、抽搐。对有惊厥、抽搐的中毒者可静脉滴注甘露醇 250mL，短程使用大剂量糖皮质激素治疗，鲁米那针 0.1g肌内注射，每 12 小时 1 次，必要时使用亚冬眠疗法。

（5）积极治疗呼吸衰竭。呼吸衰竭是蜂蛹中毒的主要死亡原因。对呼吸不规则、呼吸困难的中毒者，要保持呼吸道通畅，立即给氧，使用呼吸兴奋剂。

【预防控制】

（1）食用蜂蛹时应避免与酒类共同食用。

（2）采摘、购买、出售蜂蛹时，要正确识别可食用与不可食用蜂蛹。

（3）过敏体质者切勿食用蜂蛹。

（七）蟾蜍中毒

【中毒原因】

蟾蜍俗称癞蛤蟆，其耳后腺及皮肤腺分泌物的制剂称作蟾酥，是一种强心中药。蟾蜍的毒液存在于皮疣及腮腺内，如煮食蟾蜍，吃下它的有毒部分，或者毒液直接接触伤口进入血液，均可引起中毒。吃了去头、皮的蟾蜍亦可能中毒，可能是因为其肉被毒素污染或者其他部分（如肉及肝、卵等）也有毒素。

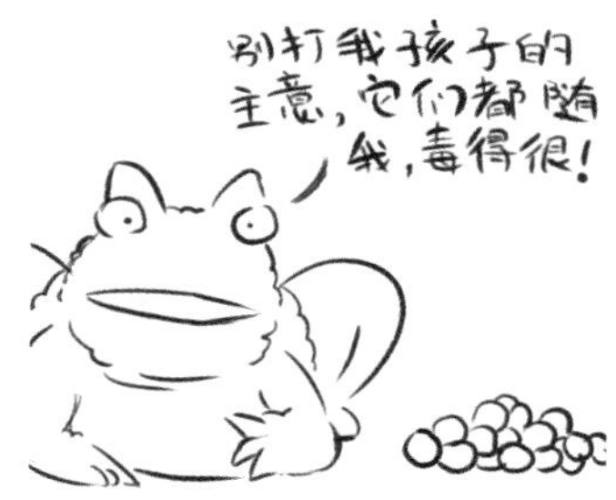

【临床表现】

（1）循环系统症状：中毒者有胸闷、窦性心动过缓（偶有心动过速）、心律不齐，甚至出现急性心源性脑缺血综合征或心房颤动。严重中毒者可有四肢冰冷、脉细弱、血压及体温下降，甚至休克。

（2）消化系统症状：恶心、呕吐，口腔黏膜可出现白色斑块。呕吐物先为清水及食物，后因有血液、胃酸及胆汁混合，呈黑绿色。中毒者还有腹痛、腹泻、稀水样大便，严重者可致脱水。

（3）神经系统症状：头痛、头晕、嗜睡、出汗、口唇及四肢麻木、膝反射迟钝或者消失。中毒者神智多清醒。严重者因急性心源性脑缺血综合征而发生惊厥。

（4）呼吸系统症状：中毒早期呼吸可无明显改变，中毒晚期，呼吸变浅、变慢、不规则，口唇青紫，终至呼吸衰竭。

（5）本病发展迅速，一般中毒症状在治疗后1～12小时逐渐消失。如未及时治疗，严重者可于发病后2～24小时发生呼吸衰竭或者循环衰竭而危及生命。

（6）蟾酥误入眼中，可引起眼睛红肿，甚至失明。

（7）吃下蟾蜍的肉或汤汁，可能发生剥脱性皮炎。

【诊断要点】

（1）有进食蟾蜍史，符合蟾蜍中毒的流行病学特点和主要临床表现。

（2）将吃剩下的蟾酥涂以少许唾液，其变成灰白色泡沫。

【实验室检查】

心电图表现为不同部位和不同程度的传导阻滞（如窦房、房室及心室内传导阻滞）及心房颤动、房室脱节等，并有洋地黄中毒的典型 ST 段及 T 波改变。

【处理要点】

（1）排出毒物。

1）早期可以催吐。

2）用普通水或者 1∶5000 高锰酸钾溶液洗胃，然后用硫酸镁导泻，以后进食鸡蛋清等润滑剂。

3）大量饮水及浓茶或静脉滴注 5%葡萄糖盐水 1000～2000mL，如中毒者有尿，可在静脉滴注液中加适量氯化钾。

（2）如有类似洋地黄中毒现象，可按洋地黄中毒处理。

1）口服钾盐，严重者可用 10%氯化钾 10～20mL 加入葡萄糖注射液 500mL 中缓慢静脉滴注，并用大量维生素 C、维生素 B_1、维生素 B_6 等。

2）如有房室传导阻滞，应用阿托品治疗。因蟾蜍中毒是通过兴奋迷走神经而致心律失常，用阿托品治疗，可抑制迷走神经兴奋，改善心肌的传导功能。成人治疗剂量为 0.5～1mg（儿童根据病情轻重而定），肌内注射或静脉滴注，必要时 2～3 小时重复注射，一般每天 3 或 4 次，直至药物奏效为止。

3）有严重房室传导阻滞、用阿托品治疗未见明显好转，或有急性心源性脑缺血综合征发作征象时，可加用异丙肾上腺素。

4）若有室性心动过速，可用利多卡因等，以防止发生室颤。

（3）对症治疗。

1）有呼吸衰竭、循环衰竭时，应迅速抢救。

2）有惊厥时，应用安定、巴比妥类药物。

3）若蟾酥误入眼中，可用紫草汁滴眼或者冲洗。

4）一般的呕吐及腹泻不必治疗。早期呕吐有利于毒物排出，预后较好，但须静脉补液以纠正水和电解质紊乱。

【预防控制】

（1）蟾蜍配药（包括蟾蜍制剂）内服或以蟾蜍做局部治疗时，应严格掌控剂量，并注意其对心脏的不良反应。

（2）蟾蜍及其卵不可食用。

（八）猪甲状腺中毒

【中毒原因】

猪甲状腺一般长 4～5cm，宽 2～2.5cm，厚 1～1.5cm，呈暗红色。猪甲状腺的有效成分在 670℃以上才被完全破坏，故猪甲状腺经一般烹调处理，仍能保持有效成分。屠宰猪时，未将甲状腺剔除，或者已经摘除的猪甲状腺保管不慎，又混入碎肉中出售，或者将带有猪甲状腺的“血脖肉”集中出售，均可导致购食者中毒。食用不合格制药用的猪甲状腺亦可引起中毒。

【临床表现】

（1）潜伏期：短者 1 小时，长者达 10 天以上，中毒者大多在 1 日内发病。

（2）中毒症状：病程长短不一，轻症 10 天左右，重症月余。主要表现为代谢增强，神经系统、内分泌系统功能紊乱等。

1）类似上呼吸道感染症状：中毒者出现头痛、头晕、乏力、四肢酸痛。

2）消化系统症状：口干、恶心、呕吐、腹痛、腹泻等。

3）代谢增强：皮肤潮红、多汗、食欲亢进、心率加快等。

4）神经系统症状：烦躁、失眠、视物不清、耳鸣等。部分中毒者有舌及四肢震颤、感觉异常（如感觉过敏、四肢发麻及发痒等）。危重者可有瞳孔散大、抽搐、昏迷等严重症状。

5）精神障碍：女性更为显著，如幻觉、幻视、狂躁、易受刺激、情绪抑郁及癔病样表现。

6）循环系统症状：脉速、心悸、胸闷、血压升高、脉压增宽等。

7）内分泌紊乱：女性中毒者可有经少、闭经，也可提前来经、经量增多；男性中毒者可有阳痿。

8）部分中毒者在发病 10 日后脱发，两周后，全身或者局部皮肤出现皮疹、发痒、水疱及手足掌侧对称性脱皮等。

（3）中毒的母亲偶可影响胎儿或乳儿，引起早产或致新生儿、乳儿中毒。患儿表现为烦躁不安、易饥饿、皮肤潮红而热、心率及呼吸增快等。

【诊断要点】

（1）有进食猪甲状腺史。

（2）符合猪甲状腺中毒的流行病学特点和主要临床表现。

【实验室检查】

（1）胆固醇偏低（为正常的 1/3 左右），血糖正常或偏高，尿糖检查可为阳性。

（2）心电图表现为窦性心动过速或有过早搏动。

（3）基础代谢率增高。

【处理要点】

（1）催吐、洗胃、导泻。

（2）静脉滴注 5% 葡萄糖盐水，促进毒物排出，并维持体液。

（3）卧床休息：供给高蛋白质、高糖饮食及维生素 B_1 等。恢复后不宜过早活动，否则会有病情反复。

（4）应用抗甲状腺药物。

1）甲基硫氧嘧啶：成人每次 100～200mg，较大儿童每次 25～100mg，每 8～12 小时服一次，至症状缓解后，可减量或者停药。

2）甲巯咪唑（他巴唑）：成人每次 5～10mg，3 次/天，儿童每天 0.4mg/kg，分 3 次服用，至症状缓解后，可减量或者停药。

（5）肾上腺皮质激素：可酌情给予，有保护心脏和降低新陈代谢的作用。血压增高者勿用。

（6）对症处理。

1）心动过速的处理：可用利血平或者普拉洛尔等。

2）精神、神经症状的处理：如震颤、出汗、精神紧张，可用利眠宁等。

【预防控制】

在屠宰牲畜时，应将甲状腺及其他内分泌腺一并摘除干净，并集中保管，送往有关部门处理，以防发生中毒事件。

（九）泥螺中毒

【中毒原因】

泥螺又称麦螺、黄泥螺、土贴等，其中含有对光线敏感的物质。大量食用后，经过阳光照射，即出现日光性皮炎的症状。人们称其为大头风、土贴疯、螺蛳疮等。

是否中毒与食入泥螺的量、受阳光照射程度及个体敏感度有关。

【临床表现】

（1）泥螺中毒多发生在5月至7月间。

（2）潜伏期一般为1～14天，大多在3天内发病。

（3）中毒者面部及四肢的暴露部位出现对称性红肿，有蚁行、灼热、疼痛、发痒、发胀、麻木等感觉，后期出现淤血斑。如继续暴晒，中毒者可出现水疱、血疱，破溃后发生感染、糜烂。轻者一周可消退，严重者拖延数周至数月。

（4）少数中毒者有发热、头痛、食欲不振等。

【诊断要点】

（1）有进食泥螺史。

（2）符合泥螺中毒的流行病学特点和主要临床表现。

【实验室检查】

尿蛋白阳性，可有红细胞，部分中毒者有卟啉尿。

【处理要点】

（1）停止食用泥螺。

（2）暂时避免日光照射。

（3）大量饮用茶水，静脉注射或者静脉滴注10%葡萄糖注射液以促进毒物排出。

（4）口服苯海拉明，每次25mg，每天3次，或者用布克利嗪（安其敏）、曲吡那敏（扑敏宁）等，亦可口服或者静脉注射葡萄糖酸钙。严重者用氢化可的松100～300mg加入葡萄糖注射液内，静脉滴注。

（5）应用大量维生素C、维生素P及烟酰胺等。

（6）防风、荆芥、薄荷、苏叶各5线，水煎洗。

（7）桃树叶、艾叶各一把，加盐少许，捣烂，局部搓拭（在无水疱、血疱、破溃处）。

（8）局部破溃处做消毒处理，防止继发感染。

【预防控制】

（1）过敏体质者不食泥螺。

（2）勿大量食用泥螺。食后应避免阳光暴晒。

（十）鱼胆中毒

【中毒原因】

鱼胆中毒指由食用鱼胆而引起的急性中毒。

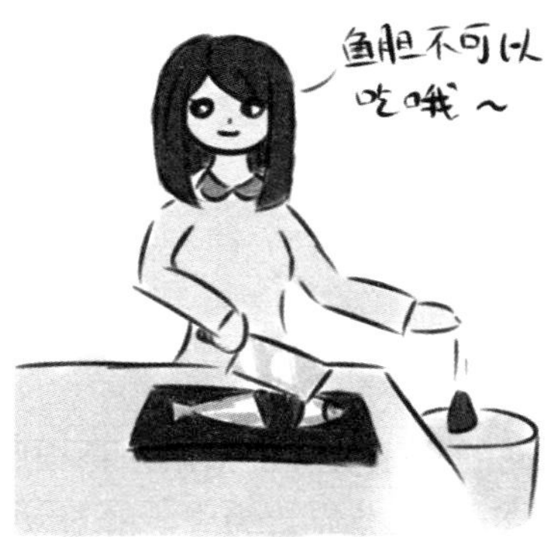

导致鱼胆中毒者大多是淡水养殖的鱼类，如青鱼、鲢鱼、鲤鱼、鲩鱼、鲮鱼、鳙鱼等。

鱼胆汁中含有一种具有极强毒性的蛋白质分解产物，即胆汁毒素。胆汁毒素不易被乙醇和高温破坏。鱼胆汁尚有多种过敏物质，如氰氢酸、组织胺等。中毒以肾损害为主。临床以消化道症状、肝肾功能损害为主要表现，部分中毒者出现血液系统及神经系统症状。

【临床表现】

鱼胆中毒发病快，病情危急，病死率高，中毒者一般在中毒后 8～9 天死亡。如急救治疗不及时，病死率可高达 30％。

（1）潜伏期一般为 5～12 小时。

（2）消化系统症状：出现较早，表现为恶心、呕吐、腹痛、腹泻等胃肠炎症状。病后 2～3 天出现肝脏损害，如黄疸、肝大、有触痛或叩击痛，肝功能有明显的改变。

（3）泌尿系统症状：中毒后 3～6 天出现少尿，甚至无尿，部分中毒者有蛋白尿、红细胞尿、管型尿。个别中毒者有面部水肿、下肢水肿或全身性水肿。

（4）神经系统症状：中毒者早期有头晕、头痛，严重者有脑水肿，可见神志不清、谵妄、烦躁不安、全身阵发性抽搐、瞳孔对光反射减弱、昏迷等。

（5）循环系统症状：心悸、心律失常、休克等。

【诊断要点】

（1）有吞食鱼胆史。

（2）有基本相同的临床表现，根据中毒程度可分为三级。

1）轻度中毒：以胃肠炎症状为主，肝肾功能无明显改变。

2）中度中毒：除胃肠炎症状明显外，同时有轻度肝肾功能损害。

3）重度中毒：除胃肠炎症状明显外，肝肾功能损害进一步加重并出现循环系统、神经系统损害。

【实验室检查】

多数中毒者有血红蛋白尿，严重溶血时血红蛋白下降。

【处理要点】

（1）早期治疗：应及时采取排毒措施，如催吐、洗胃、导泻。鱼胆汁在胃中停留时间较长，吞服鱼胆超过 6 小时者，仍要催吐、洗胃。

（2）对症治疗：因鱼胆中毒会损害多种器官，尤其是损害肝、肾，故应选取对肝、肾影响较小的药物。对症治疗的重点是保肝、治疗肾衰竭，并注意纠正电解质紊乱、预防感染、抗休克等。

（3）有条件时应尽早采用腹膜透析或者血液透析治疗，这样有助于肾功能恢复及促进毒素排出。

【预防控制】

向群众宣传鱼胆有毒的知识及食用的危害性，告知其不要滥吞食鱼胆治疗某些疾病。

六、常见动物咬伤

很多动物都可能咬伤人类，其中较常见的是蛇、狗、猫等。动物咬伤的后果与该种动物的物种和健康状况、被咬者的年龄和健康状况以及是否能够获得适当的医疗救治有关。

被昆虫或毒蛇咬伤后，虽然伤口看起来很小，但如果处理不及时，极易造成非常严重的后果，甚至危及生命。

狂犬病是一种非常严重的急性传染病，死亡率高达 100%，位居传染病死亡率首位。所以人被狗或猫咬伤后，不论猫狗是否患病，必须尽快就近进行伤口清洗，然后，用无菌脱脂棉将伤口处残留液吸尽，避免在伤口处残留肥皂水或清洁剂，用碘酊反复消毒伤口，及时注射狂犬病疫苗。被毒蛇咬伤者，需要立即用适当的抗毒血清进行治疗。

除此之外，被野猪、野兔、鼠类等咬伤在农村地区也十分常见，若处理不及时、不得当，同样会造成严重后果。所以被动物咬伤后正确处理非常重要。

（一）毒蛇咬伤

【损伤原因】

毒蛇咬伤指在野外工作或者行走时被毒蛇咬伤。根据对机体的损害，毒蛇主要有三种毒素：①神经毒素，主要来自眼镜蛇、金环蛇、银环蛇等；②血液循环毒素（心脏毒、肌毒、凝血障碍毒），主要来自蝮蛇、五步蛇、烙铁头蛇和竹叶青蛇等；③混合毒素，主要来自眼镜王蛇等。

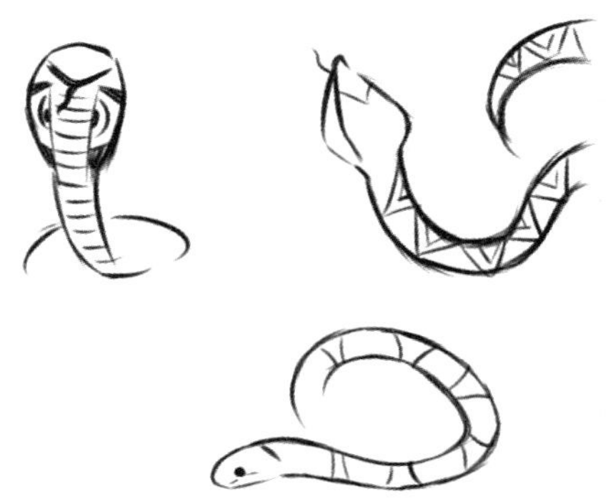

【临床表现】

（1）蛇咬后可留有齿痕。无毒蛇咬人后在皮肤上留下一排整齐的齿痕；有毒蛇除了留下一般的齿痕，另有两颗毒牙的齿痕，较一般的无毒蛇齿痕大而深。

（2）由毒蛇咬伤引起的相关症状如下。

1）神经毒素引起的相关症状：被咬处灼痛、麻木，走路不稳，四肢无力，头重下垂，眼睑下垂，流涎，恶心，呕吐，吞咽困难，言语不清，继之出现四肢瘫痪、呼吸微弱，自觉窒息，最后可因呼吸麻痹和心力衰竭而死亡。从被咬伤到死亡相隔 30 分钟到 30 小时不等。

轻度：局部无肿胀，流血少许，有麻木感。全身中毒症状不明显，有轻度头昏、眼花、乏力、食欲不振。

重度：头昏加重、视物模糊、眼睑下垂、眼球固定、瞳孔散大、语言不清、张口及吞咽困难、流涎、腹痛、恶心、呕吐、烦躁不安、全身皮肤疼痛、四肢无力、行动困难。

危型：上述症状继续发展，出现胸闷、呼吸浅快、发绀、呼吸麻痹、四肢完全瘫痪、神经反射消失、无病理反射、深度昏迷。

2）血液循环毒素引起的相关症状：被咬处剧痛、红肿，并自伤口不断流出血液。被咬者出现冷汗、恶心、晕厥、多处出血（鼻、眼角膜、皮下）、呕血、咯血、尿血（由血液不凝所致），最后因循环衰竭死亡。从被咬伤到死亡相隔 2～7 日不等。

轻型：伤口流血少、疼痛，肿胀轻微，局部常见淋巴管炎、淋巴结炎。全身性症状不明显，仅有轻度头昏、疲乏、食欲不振。

重型：伤口流血不止、剧痛，肿胀明显，局部见淋巴管炎、淋巴结炎而且疼痛，全身中毒症状明显，畏寒，发热，烦躁不安，口鼻出血，水疱、血泡及瘀斑明显，尿血，便血，血压下降，嗜睡等。

危型：伤肢剧痛，有淋巴管炎、淋巴结炎，肢体肿胀特别明显，常累及躯干，全身并发严重感染，广泛出血，伤肢深度、广泛坏死，出血严重导致休克，造成循环衰竭，呼吸、心搏骤停，肾衰竭等。

（3）混合毒素引起的相关症状：常有上述各种临床表现。

【体格检查】

检查局部齿痕情况，有无出血或渗血不止，以及肿胀、瘀斑、水疱、血泡、组织坏死或溃烂，伤肢有无运动障碍，全身有无出血，心肺功能是否正常，肝脾是否肿大，膀胱是否充盈。要注意的是，被神经毒素类蛇咬伤者，伤口无明显变化，但要注意观察有无眼睑下垂、眼球运动、张口、伸舌、语言障碍，四肢活动情况，各种神经反射是否正常，有无黄疸、紫癜、发绀现象。测定体温、呼吸、脉搏、血压。观察唇、指甲有无发绀等缺氧或二氧化碳潴留的症状，意识障碍的程度。

【实验室检查】

（1）用酶联免疫吸附法测定伤口渗液、血清、脑脊液和其他各种体液中的特异性蛇毒抗原。经 15～30 分钟，有条件的实验室可检测出为何种蛇毒。

（2）危重者还应检测二氧化碳结合力、尿素氮、血钾、血钠、钙、氯化物、血糖、肝功能、谷丙转氨酶以及做痰常规，并做细菌、真菌培养，大便常规及潜血试验，血型及交叉试验等。

（3）被海蛇咬伤者要检查肌红蛋白尿。

（4）必要时做心电图、胸部透视等进一步检查。

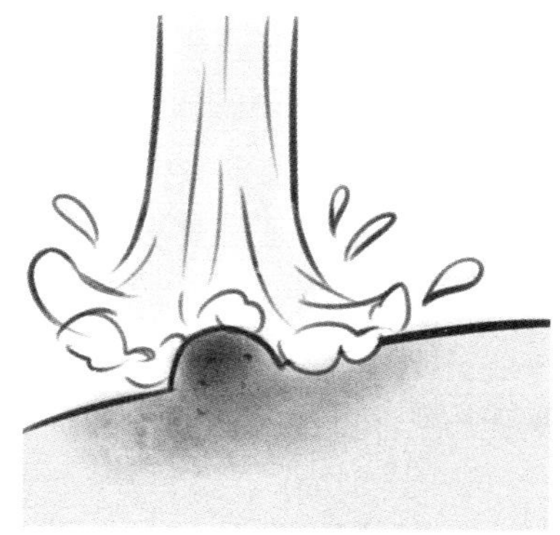

【处理要点】

（1）处理伤口：如果被咬伤者没有出现伤口流血不止，应及时切开局部伤口冲洗，清除伤口的毒液，用肥皂和清水清洗，并拔出残留在伤口的毒牙（被五步蛇、蝰蛇咬伤者禁止切开排毒）。

（2）在咬伤处上方 3～4cm（近心端）缚扎止血带，以阻断静脉血和淋巴液回流。

（3）限制伤肢活动，并将伤肢放在低位。

（4）预防感染。

（5）及时选用解毒剂或抗毒血清，进行药物治疗。毒蛇咬伤，轻症时可选用败毒煎；蝮蛇、五步蛇、眼镜蛇咬伤，可用群生蛇药或群生蛇药注射液，症状重者及时加用抗毒血清；蝮蛇咬伤，可用精制蝮蛇抗毒血清及5%葡萄糖注射液；海蛇、眼镜蛇咬伤，可用海蛇抗蛇毒素、印度眼镜蛇多价特异抗蛇毒素。

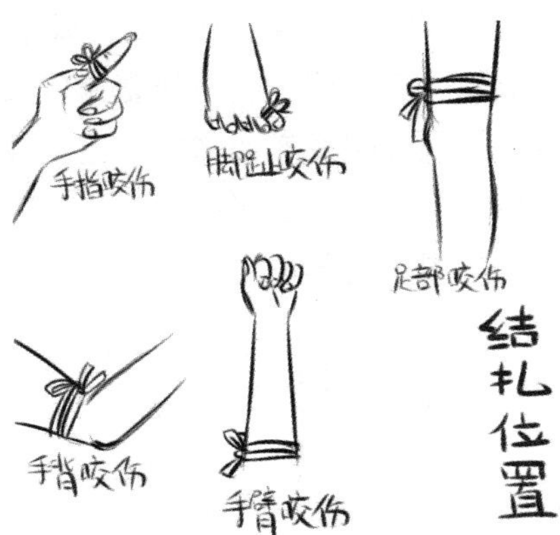

（二）毒虫蜇伤

【损伤原因】

毒虫蜇伤由蜂类、毒蝎、毒蜘蛛等蜇伤引起。

【分类】

（1）黄蜂蜇伤：多在头部。

（2）蜈蚣咬伤：可见平行状的伤痕。

（3）蝎子蜇伤：呈点状伤痕，可导致流涎、流泪等症状。

（4）蚂蟥咬伤：伤口渗血难止，但伤口不麻、不痛，仅有痒感，全身无中毒反应。

（5）毒蜘蛛咬伤：伤口可有剧痛、麻木，严重者可以出现痉挛，可有组织坏死。

（6）毛虫蜇伤：有炎症、表皮损伤或出现水疱，刺痛或痒而不痛，无典型牙痕。

（7）蜱虫咬伤：自觉咬伤处瘙痒或疼痛，局部有水肿型丘疹或小结节、水疱或瘀斑，中央有虫咬的痕迹。

【临床表现】

（1）黄蜂蜇伤的临床表现：如果全身多处被蜂群蜇伤，会引起发热、头晕、头痛、恶心、烦躁不安和晕厥等症状。对蜂毒过敏者，可出现荨麻疹、呼吸困难，危及生命。

（2）蜈蚣咬伤的临床表现：多数人有局部红、肿、热、痛。严重者可出现全身性症状，如高热、全身发麻、眩晕、恶心、呕吐等。

（3）蝎子蜇伤的临床表现：局部可出现一片红肿，伴烧灼痛，中心可见被蝎子蜇伤的痕迹。若中毒严重，会出现头痛、头晕、流涎、流泪、畏光、嗜睡、恶心、呕吐、口舌强直、呼吸急促、大汗淋漓及肌痉挛等症状。

（4）蚂蟥咬伤的临床表现：伤口麻木、血管扩张、流血不止，皮肤出现水肿型丘疹、疼痛。

（5）毒蜘蛛咬伤的临床表现：伤口处肿胀、变白，有剧烈痛感，可引发严重的全身性症状，如全身软弱无力、头晕、恶心、呕吐、腹肌痉挛、发烧、畏寒、休克。

（6）毛虫蜇伤的临床表现：毛虫蜇伤后，毒毛留在伤者体内，局部痛痒，有烧灼感，一段时间后患处痒痛加剧，甚至溃烂。严重者还可引起荨麻疹、关节炎等。

（7）蜱虫咬伤的临床表现：除局部表现的伤口外，还可伴有全身性症状，如发热、畏寒、头痛、腹痛、恶心、呕吐等。大多起病急而重。儿童易发生麻痹。

【处理要点】

（1）一般治疗：妥善处理伤口，剔出毒虫的尾刺或毒囊，以5％苏打水涂抹伤口。伤者宜进食易消化，富含维生素、蛋白质的食物，多吃西红柿、西瓜及新鲜蔬菜。

（2）对症治疗。

1）蜂类蜇伤的对症治疗：伤势较轻者可用肥皂水冲洗伤口，服用南通蛇药片。黄蜂蜇伤咽喉、口腔部，可用麻黄碱（0.5%～1%）或肾上腺素喷在被蜇伤处。毒虫蜇伤引起的肌痉挛，可用10%葡萄糖酸钙 10mL 及 50%葡萄糖注射液 40mL，缓慢静脉注射。毒虫蜇伤引起的过敏反应，可口服氯苯那敏（4mg，每天 3 次）或西替利嗪（10mg，每天 2 次），若过敏反应严重，此药无效，可适当使用糖皮质激素。

2）蚂蟥咬伤的对症治疗：千万不要将它强行拔掉，因为越拔，蚂蟥的吸盘吸得越紧。可将食盐、浓醋、酒精等洒在虫体上，使其放松吸盘自行脱落。其脱落后，把被咬伤处的污血用力挤出，再用清水洗净伤口，最好再涂以碘酒、酒精等，防止伤口感染。蚂蟥钻入鼻腔时，可将面部伏于水面，由鼻孔向外呼气，蚂蟥遇到水会自动爬出。也可将 2%普鲁卡因加 0.1%肾上腺素的棉棒塞入鼻腔，数分钟后当蚂蟥失去活动能力，再将它取出

3）蜱虫咬伤的对症治疗：不可强行拔出，可用乙醚、氯仿、煤油、松节油、旱烟油涂在蜱虫头部，数分钟后蜱虫可自行松口。或用凡士林、甘油厚涂蜱虫头部，使其窒息。取出蜱虫后，伤口要彻底消毒，若蜱虫口器断在皮肤内要手术取出。伤口周围以 2%盐酸利多卡因封闭。蜱虫咬伤易导致重症，伤者要及时转入上级医院。

（3）重症抢救。

一定要及时、果断地对出现过敏、心力衰竭、呼吸衰竭、急性肾衰竭、溶血等症状者进行治疗。

一旦出现严重的全身性症状，立即转入上级医院。

（三）狂犬病

【损伤原因】

狂犬病指被感染狂犬病病毒的动物（如猫、狗等）咬伤、抓伤，或舔舐伤口、黏膜而引起的急性传染病（人畜共患病）。潜伏期一般为1～3个月，1年内发病者占发病总数的99%。人一旦发病，没有可靠的救治药品和方法，该病的死亡率高达100%。

【诊断要点】

患者恐水，怕风，咽肌痉挛，进行性瘫痪（麻痹），对声音、光亮等刺激过敏，多汗，流涎，被咬伤处麻木、感觉异常，再结合有被疯狗或其他疯动物咬伤，或有被犬、猫舔舐等即可做出临床诊断。

狂犬病可分为麻痹型狂犬病和狂躁型狂犬病两种类型。狂躁型狂犬病容易被误诊，麻痹型狂犬病容易被漏诊，需谨慎处理。

发病初期患者出现肌水肿体征和毛发竖立，结合疯动物接触史，同时排除感染性多发性神经炎，可做出麻痹型狂犬病的临床诊断。对于仅有被咬肢体出现麻木感、蚁行感，虽无狂犬病特异症状，但有狂犬病暴露史而未接受免疫注射者，要追踪随访或留观，进行必要的检查。

【临床表现】

愈合的咬伤伤口或周围感觉异常、麻木、发痒、刺痛或有蚁行感。患者兴奋、烦躁、恐惧，对外界刺激如水、风、光、声等异常敏感。

患者有恐水症状，交感神经亢进，流涎，多汗，心率快，血压明显升高，继而肌肉瘫痪或颅神经瘫痪，有失声、失语、心律不齐。

【实验室检查】

免疫荧光抗原法检测抗原：发病一周内取唾液、鼻咽洗液、角膜印片、皮肤切片，用荧光抗体染色，狂犬病病毒抗原阳性。

存活一周以上者做血清中和试验或补体结合试验检测抗体，效价上升。若曾接种过疫苗，中和抗体效价需超过1∶5000。

死后脑组织标本分流病毒阳性、印片荧光抗体染色阳性或脑组织内检测到内基小体。

【鉴别诊断】

（1）破伤风：有明显的外伤史，特别是有被不干净的生锈铁钉、铁器等刺伤、切伤、砸伤史。一般受伤后平均6～15天开始发病。患者牙关紧闭，咧嘴呈苦笑面容，吞咽困难，声音、光亮或轻微的触摸等刺激均会诱发阵发性全身高强度强直性痉挛。痉挛多先从头面部咀嚼肌开始，然后向躯干和四肢肌肉群扩展，可侵犯膈肌，引发角弓反张及呼吸困难，每次发作持续时间较长。抽搐发作间隙期肌紧张不缓解，神志始终清楚。患者无高度兴奋及恐水症，可治愈。

（2）脊髓灰质炎：患者无恐水、高度兴奋及抽搐等症状，有双峰型发热（间隔1～6天有两个高峰热）、咽痛及肢体疼痛。第二个热峰开始下降时出现瘫痪症状，而咽痛及肢体疼痛消失，瘫痪呈进行性加重。体温正常后瘫痪停止进展。持续性软瘫因神经受损部位不同而异。

（3）流行性乙型脑炎：夏秋季流行，患者有高热、频繁抽搐、严重意识障碍，脑膜刺激征阳性。极重症期可出现中枢性呼吸衰竭。患者无恐水、怕风症状，积极治疗可痊愈。

（4）流行性脑脊髓膜炎：冬春季高发，患者有高热、剧烈头痛、喷射性呕吐，脑膜刺激征阳性。患者有脑实质损害症状，无恐水、怕风症状。血常规和脑脊液常规检查均呈现化脓性炎症特征。

【处理要点及预后】

（1）加强医疗护理，将患者严格隔离于比较安静、光线较暗的单人病房，避免一切不必要的刺激。护理患者的家属和医务工作者都应做好防护隔离措施。

（2）患者的分泌物、排泄物需严格消毒处理。

（3）加强呼吸系统、循环系统并发症的管理，尽量减少患者的痛苦。

（4）戴双层橡胶手套处置伤口，立即挤压伤口排出污血。

（5）立即用20％的肥皂水或1％的新洁尔灭彻底清洗伤口，再用清水冲净，继用2％～3％的碘酒或75％乙醇进行局部消毒。

（6）不包扎伤口，不涂软膏，不用粉剂等，如伤口大而且深，伤及大血管或者伤及头部，确实需要缝合包扎时，应以不妨碍引流、保证充分冲洗、消毒为前提，保证在伤口深部用抗血清处理后再缝合。立即前往疾病预防控制中心注射狂犬病疫苗和破伤风抗毒素。

（7）可同时使用破伤风抗毒素和其他抗感染措施以控制狂犬病以外的感染，但注射部位应与抗狂犬病病毒血清和狂犬病疫苗的注射部位错开。

（8）被动物撕破的衣服或污染的物件应及时煮沸消毒、日光暴晒或用消毒剂清洗。

注：蝙蝠咬伤后的伤口处理与犬类咬伤的处理原则相同。

（四）兔热病

【损伤原因】

兔热病是一种急性感染性人畜共患病。病原体为土拉弗朗西斯菌，主要传染源为野兔及鼠类，蜱虫是传染媒介。家兔一般不携带病原菌，但被野兔咬伤，有得兔热病的可能。

【传播途径】

兔热病主要由直接接触、昆虫叮咬以及消化道摄入传播，也可以通过气溶胶经过呼吸道或者眼结膜进入人体，所以在狩猎、农业劳动、野外活动时需要特别注意。

【诊断及临床表现】

潜伏期为1～10天。起病急，体温迅速上升至39℃，患者全身乏力、畏寒、头痛、背痛、全身肌肉疼痛。随着疾病发展，患者出现神志不清、昏睡、烦躁不安等全身中毒症状，体温升高持续2～5天，随之缓解1～3天。细菌侵入部位的局部淋巴结首先有疼痛感，2天内皮肤开始有红丘疹，继而形成脓包，破溃后形成中心性坏死，逐渐变成边缘较硬的溃疡。病程一般持续2～3个月或者更长。

（1）溃疡型：最为常见，占75%～80%。主要特点是皮肤溃疡和痛性淋巴结肿大。皮损多发生在手指和手掌。出现丘疹、水泡和脓包。脓包破溃后形成溃疡。

（2）腺型：仅表现为局部淋巴结肿大，未见皮损，占5%～10%，以腋下或者腹股沟多见。患者一般在1～2个月内消肿，也有患者3～4周时化脓破溃，排出乳白色脓液，无臭，可数日不愈。

（3）伤寒型：占5%～15%，起病急，患者有剧烈头痛、寒战、高热（体温可达40℃以上）、大汗、肌肉关节疼痛，偶有淤点、斑疹和脓疱疹。

【处理要点】

（1）就地及时对伤口进行清洗消毒。先用肥皂水、0.1%新洁尔灭或清水充分清洗伤口，对较深的伤口，应用注射器深入灌注清洗，要全面彻底。再用75%乙醇消毒，继而用碘伏涂擦，局部伤口处理越早越好，如果伤口已经结痂，也应将结痂去掉后按上述方法处理。

（2）伤口不宜包扎缝合，开放性伤口尽可能暴露。如果伤口必须包扎缝合（如侵入大血管），则应保证伤口已经彻底清洗消毒并使用抗狂犬病病毒血清。

（3）及时注射破伤风抗毒素、狂犬病疫苗等。

（五）鼠咬伤

老鼠是一种常见的啮齿动物，体形有大有小。在我国，鼠类有170多种，其中常见的主要有在家生存的鼠类如褐家鼠和小家鼠，在野外生存的野鼠如田鼠，以及宠物鼠（仓鼠）。由于老鼠携带大量的细菌和病毒，被鼠咬伤或抓伤后不仅可导致咬伤部位组织损伤，还可以传播多种急性、烈性传染病，如流行性出血热、鼠咬热、恙虫病、鼠型斑疹伤寒、破伤风、钩端螺旋体病、鼠疫等。其中以流行性出血热最为常见，其次是鼠咬热。

【诊断及临床表现】

流行性出血热：是由流行性出血热病毒（汉坦病毒）引起的、以鼠类为主要传染源的自然疫源性疾病。临床表现为发热、全身出血倾向、低血压休克及肾损害等，严重者可危及生命。

鼠咬热：为家鼠或其他啮齿动物咬伤所致的急性感染，病原体为小螺菌或念珠状链杆菌。被老鼠咬伤后，经过1～3周的潜伏期，原有的伤口重新红肿疼痛，出现水疱、坏死及溃疡。局部淋巴结显著增大，患者有间歇性发热（可高达40℃以上）、寒战、呕吐、肌痛、关节痛及各种皮疹、脾增大，甚至惊厥。如不治疗，每间隔10～15天发作一次，导致贫血和营养不良。

【处理要点】

若皮肤或黏膜有明显的破损，应立即用碱性肥皂水或大量流动水冲洗伤口，并挤出伤口周围的血液，立即用碘酒或75%乙醇消毒。

（1）清创：这是防止感染的最重要措施。可用生理盐水、双氧水（过氧化氢）、碘酒、乙醇等，按外伤的清创原则，仔细消毒创面。

（2）预防性注射破伤风抗毒素和狂犬病免疫球蛋白。

（3）服用抗生素（如阿莫西林）3天，预防感染。

（4）症状严重者应立即送往上级医院。

【预防控制】

（1）应提高个人防护意识，有针对性地做好个人防护。

（2）防鼠灭鼠是主导措施，防鼠是为切断传播途径，灭鼠是为消灭传染源。

（3）疫苗接种可有效预防流行性出血热。我国针对流行性出血热实行扩大免疫接种规划措施，流行区人群应接种疫苗。

（六）猪咬伤

【处理要点】

（1）立即冲洗伤口，要注意冲洗的方法，因为伤口像瓣膜一样多半是闭合的，所以必须掰开伤口进行彻底冲洗。如果有条件，最好用生理盐水、双氧水冲洗，连续冲洗20～30分钟。接着用碘酒消毒，再用乙醇洗掉碘酒，重复3次。

（2）不要包扎伤口。

（3）及时注射疫苗，不能拖延。

（4）症状严重者及时转入上级医院。

七、常见损伤

意外损伤已被列为当前影响公众生命安全、生活质量和身体健康的重要危险因素。导致损伤的因素多种多样，全身各组织器官都可受到损伤。

轻微损伤者一般无全身性症状，损伤严重者可出现面色苍白、肢体厥冷、出冷汗、口渴、尿量减少、血压下降、脉搏微细或消失、烦躁或神情淡漠等症状。

损伤的救治原则：首先保证生命，恢复功能等。救治首先要保证安全性，可进行心肺复苏、解除窒息、控制外出血、改善呼吸功能、固定骨折等，伤者病情稳定后快速送往医院救治。

（一）摔伤

【处理要点】

（1）摔伤后，首先检查身体是否有外伤，即是否有皮肤表面的破损及出血现象。如果有表皮擦伤的情况，可以先将伤口周围的杂物去除，防止伤口感染，然后用乙醇等消毒物质进行简单的消毒处理，之后止血，先进行按压止血，采用直接压迫止血、加压包扎止血、止血带止血等方法，让伤口结痂，利用身体的免疫功能让其自动恢复。

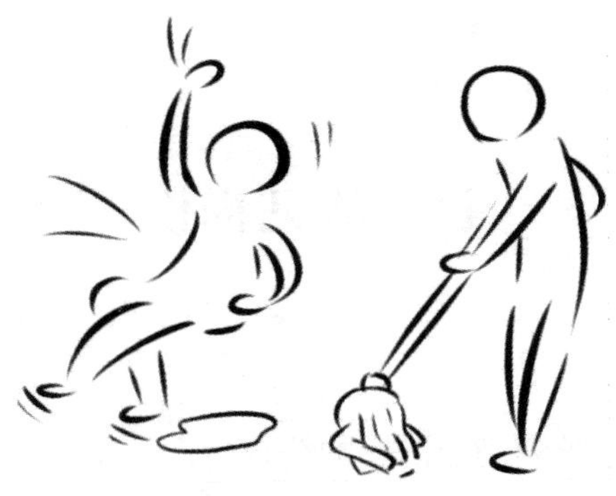

（2）检查受伤处是否有较大的创面。如果在摔伤后检查发现受伤处有较大的创面，那么应该及时用水或者干净的棉球去除伤口周围的脏物，然后用乙醇及时消毒，之后用干净的纱布进行简单包扎，防止更大面积的感染。包扎方法包括绷带包扎、三角巾包扎等。如果还没有效果，要及时去医院找医生咨询，进行下一步的治疗。

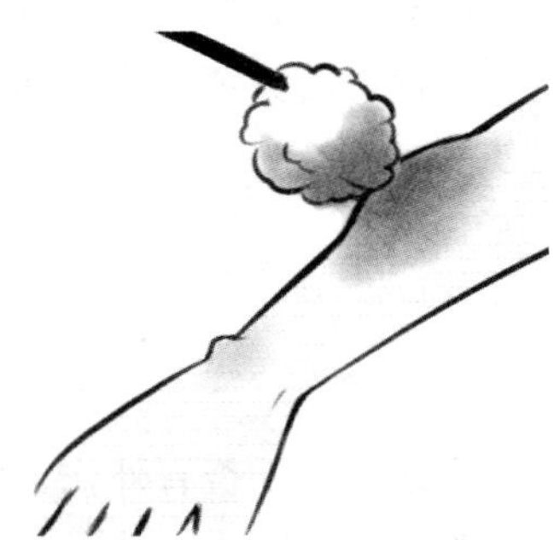

（3）如果摔伤后没有明显外伤，可以在摔伤后用冰水敷摔伤的部位，因为冰水能够收缩血管，可防止淤血过多。刚摔伤后不要一直活动，最好能坐着休息，并把腿稍微抬高。一天以后可以开始热敷，这样可以加快血液循环，有利于迅速清除淤血。

（4）受伤肿胀处可用药酒涂抹。如果摔伤之后感觉比较严重但是没有明显的外伤，也可以用药酒治疗。可以把药酒涂在手上，轻轻地揉伤处，等到伤处有些许灼热的感觉后，用力向血管流向的方向揉。涂药酒最好在晚上人体新陈代谢较慢的时候。

（5）摔伤后查看有无骨折。如果摔伤之后发现自己不能动弹，千万不要逞能，因为有可能是骨折。在这种情况下，尽量保持自己的姿势，不要动，及时联系医生来处理。一般情况下，摔伤骨折的情况并不多，但是如果感觉情况不对，就尽量不要移动自己受伤的部位，等待救援。

（6）摔伤后及时处理伤口。如果是一般的摔伤造成的伤口，一定要及时处理伤口，防止伤口感染。如果身边没有碘酒或者乙醇等消毒药品，可以先用清水进行适当的处理，防止以后留下瘢痕等。伤口不大可以不用包扎，但是要避免接触污水、尘土等其他东西，以防感染。

【出血性外伤急救的四项基本技术】

（1）止血。

1）判断出血的种类。

• 按血管分类。

动脉出血：颜色鲜红，喷射状，出血速度快，出血量大，常合并出血性休克。动脉出血十分危险，可危及伤者的生命。

静脉出血：颜色暗红，血液从创面持续涌出或缓慢流出，大静脉损伤出血量较大，危险性高。

毛细血管出血：颜色由红转暗，血液从创面渗出，多能自主凝固止血，危险性较小。

• 按出血部位分类。

外出血：血液从伤口流出体外。

内出血：深部组织或内脏损伤，血液流入组织、器官或体腔内。从体表看不到血液，只能根据伤者的全身或局部症状来判断：①观察是否有尿血、便血、吐血、咯血来判断有无肾、膀胱、胃肠、肺等的损伤；②根据有无面色苍白、出冷汗、四肢寒冷、脉搏细速、胸腹部胀痛判断有无腹腔器官（如肝、脾等）损伤。救助者应快速判断伤者是否有内出血，若有内出血，应立即联系上级医院，尽快抢救。

确定出血部位的方法：询问伤者的受伤部位和出血部位，触摸出血部位有无动脉搏动，观察伤者有无出血性休克的症状和出血部位。

2）止血方法及适应证。

•指压止血法：适用于较大动脉出血的临时止血，多用于头、颈、四肢的动脉出血。具体方法：手指或手掌用力压迫近心端，临时阻断血液的流通，以达到临时止血的目的。临时止血成功后应立即将伤者送往上级医院，以免危及伤者的生命。

•加压包扎止血法：适用于小动脉、小静脉和毛细血管出血。具体方法：先检查伤口有无异物，若有异物一定要争取清除干净，以免感染，然后用灭菌纱布、干净的毛巾或手绢等盖住伤口，再用三角巾或绷带加压包扎，达到止血的目的。

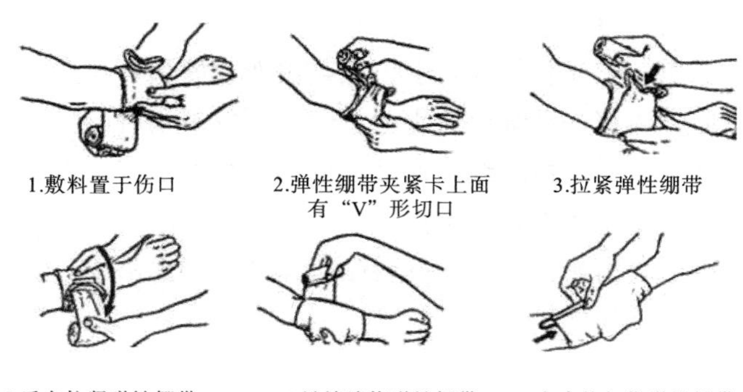
1.敷料置于伤口　2.弹性绷带夹紧卡上面有“V”形切口　3.拉紧弹性绷带
4.反向拉紧弹性绷带　5.继续缠绕弹性绷带　6.安全钩扣住弹性绷带

•加垫屈肢止血法：适用于四肢外伤动脉出血。若伴有骨折或关节受伤，不能使用此方法。简单来说，就是将受伤的四肢加垫子垫高，并用绷带固定。

•止血带止血法：适用于四肢严重受伤，出血量大，用其他方法不能有效止血者。若手边没有医用止血带，可使用布带做成临时止血带。但切记不能用电线、铁丝等制作临时止血带。此时应注意：止血带应绑在伤口的近心端；止血带与皮肤之间一定要加垫子，如纱布、毛巾等都可以，避免损伤皮肤和软组织；止血带松紧要适度；绑止血带持续的时间不能超过 2 小时，原则上每 1 小时要放松一次，每次松开 1～2 分钟。

（2）包扎。

1）包扎的目的：保护伤口、减少感染、固定敷料和夹板、压迫止血、减轻伤者的痛苦。

2）包扎的要求如下。

• 四要：要快、要准、要轻、要牢。包扎动作要快；包扎部位要准确、严密、不遗漏伤口；包扎动作要轻，不要碰撞伤口，以免增加伤者的疼痛和出血；包扎要牢靠，但不能太紧，以免妨碍血液流通和压迫神经。

• 五不：不触摸、不清洗、不取、不送、不上药。不能用手或脏物触碰伤口，防止感染；不能用水清洗伤口（烧伤、烫伤、化学伤、动物咬伤清洗除外）；不能自己取出伤口上的异物，随意取出可能引起大出血、神经损伤或内脏损伤；不能送回脱出体腔的内脏，以免引起感染；不能在伤口上用消毒剂和药物。

3）包扎的材料：绷带或三角巾。若手边没有此类材料，干净的毛巾、布条、衣物、被单等都可以使用，但尽量用干净的，以免感染伤口。

（3）固定。

1）固定的目的：

• 减轻伤者的痛苦。

• 避免骨折断端损伤周围的组织、血管、神经。

• 保护伤口，减少出血和肿胀，减少感染。

• 便于运送。

2）骨折的体征：

• 伤者有剧烈的疼痛，活动时疼痛加剧，伤处有明显压痛。

• 由于出血和骨折的错位、重叠，会有伤处局部肿胀的现象。

• 骨折时伤肢会发生畸形，呈现短缩、弯曲或者转向。

• 骨折后原有的运动功能受到影响或完全丧失。

3）固定骨折处的注意事项：

• 坚持先救命或治伤的原则。若呼吸、心跳停止，应立即进行心肺复苏；骨折伴出血，必须先止血包扎，再进行骨折固定。

• 根据伤者骨折的部位，选择相应的固定材料，长短与肢体相一致。

• 骨折固定只是限制肢体的活动，不要试图整复。

• 四肢骨折固定时，应先固定骨折的近心端，后固定远心端。

• 开放性骨折严禁用水冲洗伤口，禁止涂抹任何药物，保持伤口清洁，严禁将外露的断端送回伤口，以免加重污染和损伤。

• 紧急时可以就地取材固定骨折处。

（4）搬运。

1）搬运的目的：力求早送，以免延误抢救和救治；预防再次受伤和伤情恶化；使伤者迅速、安全地到达相应的医疗机构，得到及时的抢救与治疗。

2）搬运的要求：

• 实施搬运前应迅速观察伤者，做出伤情判断，先救命后治伤。

• 根据伤者的伤情需要，灵活选择合适的搬运工具和方法。

• 根据伤者的受伤部位和情况，确定搬运伤者的体位和方法，做到先止血、包扎、固定再搬运。

• 搬运伤者要轻快，尽量避免震动、颠簸，尽可能减少伤者的痛苦。

• 不要无目的地移动伤者。

• 注意伤者的伤情变化，及时处理。

• 保持伤者脊柱及肢体在一条轴上，防止加重损伤。

3）搬运的要点：

• 根据伤者的伤情轻重和特点分别采取搀扶、背运、双人搬运等措施，具体情况具体分析。

• 怀疑有脊柱、骨盆、双下肢骨折时，不能让伤者试图站立。

• 伤情严重者，如有昏迷，内脏损伤，脊柱、盆骨、双下肢骨折，应采取担架搬运。

• 对怀疑有肋骨骨折的伤者，不能采取背运的方法。

• 采用担架搬运时，伤者的头部应在后方，脚在前方，以便在后面的担架员能随时观察伤者的伤情变化，发现问题并及时妥善处理。

• 现场若无担架，遇到需要担架搬运的情况，应立即制作简易担架。

（二）淹溺

【损伤原因】

淹溺是指人淹没于水或其他液体后液体充满呼吸道及肺泡引起反射性喉痉挛发生窒息和缺氧，处于临床死亡（呼吸和心搏停止）的状态。

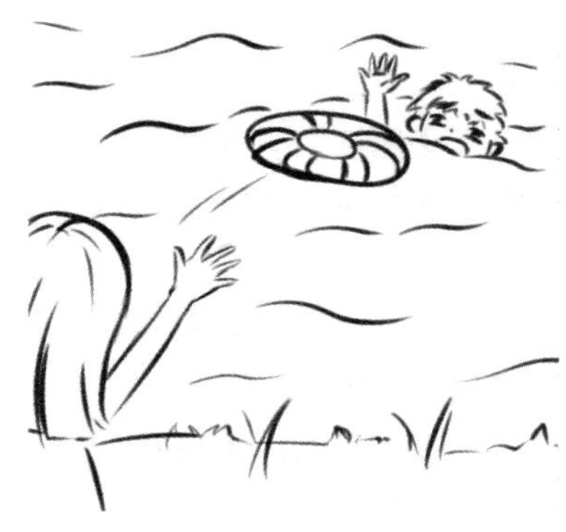

【临床表现】

（1）头痛、视觉障碍、剧烈咳嗽、胸痛、呼吸困难、咳粉红色泡沫样痰，海水淹溺者口渴感明显。

（2）寒战、发热、皮肤发绀、颜面肿胀、眼结膜充血、口鼻充满泡沫或污泥。

（3）腹部膨隆，四肢厥冷。

（4）烦躁不安、抽搐、昏迷和肌张力增加。

（5）呼吸表浅、急促或停止。

【检查项目】

（1）心、肺部听诊。

（2）血液和尿液检查。

（3）心电图检查。

（4）动脉血气检查。

（5）胸部X线检查。

【处理要点】

（1）院前急救：

1）发现溺水者在水中挣扎，如手边有竹竿、救生圈、木板等物件，应赶紧向他抛投过去，让他抓住，漂浮上岸或将其拖拉上岸。

2）尽快将溺水者托出水面。救护者应向溺水者身后游去，抵达后用一只手迅速托着他的腋下，让溺水者头部露出水面，救护者用类似蛙式蹬腿的仰泳将他拖回岸上。若溺水者挣扎，可以用双手紧托他的两侧腋下，或者用手托住他的头部，让溺水者脸朝上露出水面。若救护者的腕、腰部被溺水者抓住或者抱住，应该设法强行用力摆脱。手腕被抓住，救护者应该用力将自己的两臂向上提起，接着再从内向外和向下扭转，便于解脱。救护者被溺水者从前面将腰抱住，可用一手托住溺水者的下巴，用力向上方推，就能解脱。救护者被溺水者从后面将腰抱住，可将溺水者的两手用力掰开解脱。解脱后，将溺水者的身体转成背向自己，才能将溺水者救助上岸。

3）若将溺水者救助上岸后，发现溺水者心搏、呼吸停止，应立即行心肺复苏抢救。

（2）院内处理：高浓度氧或高压氧治疗，可采取机械通气；对体温过低者采取复温措施；增加通气使二氧化碳分压（$PaCO_2$）保持在25～30mmHg；静脉输注甘露醇；处理相关并发症。

【急救溺水者的注意事项】

（1）保持呼吸道通畅：迅速将溺水者从水中救起，使其平卧在床上或地上，以最快的速度清除口腔、鼻腔里的水、泥、杂草、呕吐物及污染物，如有假牙也应立即取出，溺水者牙关紧闭时，可用力按压口腔两侧的颊面肌肉，或就地取材用木片等物用力撬开嘴巴，将舌头拉到外面，同时要松解内衣、腰带，以保持呼吸道通畅和恢复呼吸功能。

（2）排净肺里的积水：救护者采取半跪体位，把溺水者腹部放在自己的腿上，用手按他的背部，让溺水者吐出肺部和胃里的水。也可用两手从溺水者腰部反抱，使其头部向下，倒出肺部和胃里的积水。在农村，也可利用山坡、水桶等使溺水者倒卧吐水。排净溺水者肺里积水的速度要快，以便尽快进行下一步抢救工作。

（3）心肺复苏的基本操作（见下图）及注意事项如下。

心肺复苏术的基本操作

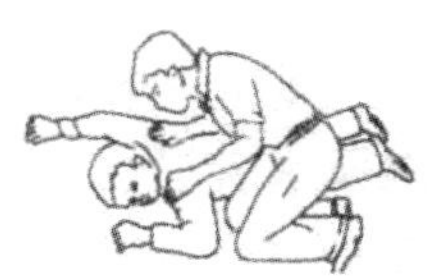

1. 判断伤者有无意识（5s）

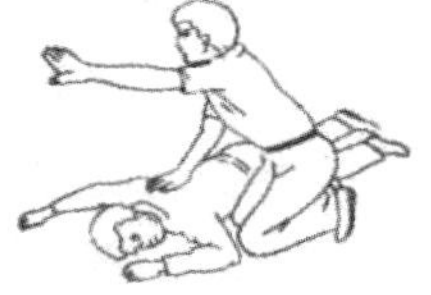

2. 如无意识立即呼救（5s）

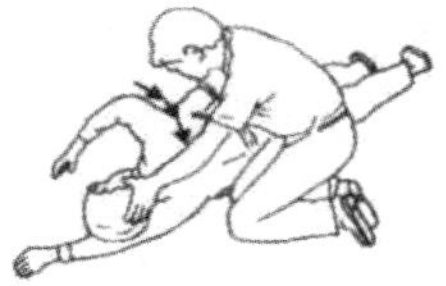

3. 将伤者仰卧放置于地上（5s）

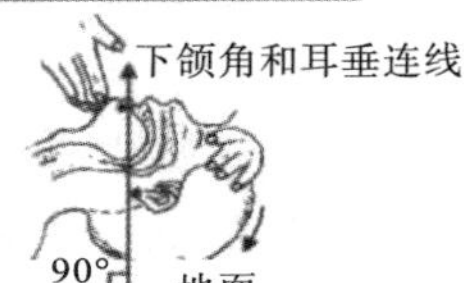

4. 仰头举颌开放气道（5s）

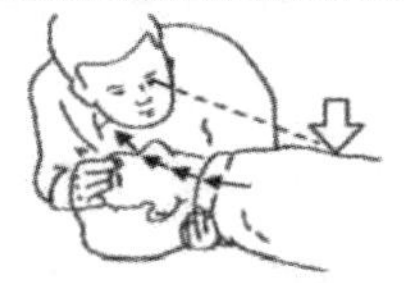

5. 判断有无呼吸，如无呼吸立即口对口进行人工呼吸（10s）

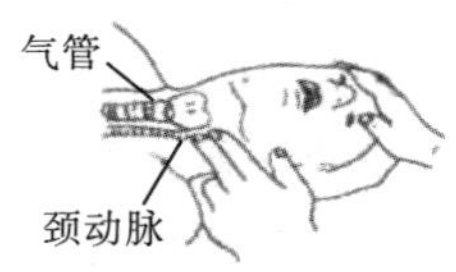

6. 仰头查颈动脉有无搏动（10s）

★人工呼吸：12~16次/分

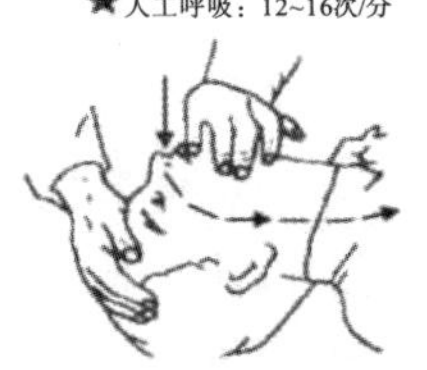

7. 有搏动时只需做人工呼吸

★叩击后有脉搏时只做人工呼吸

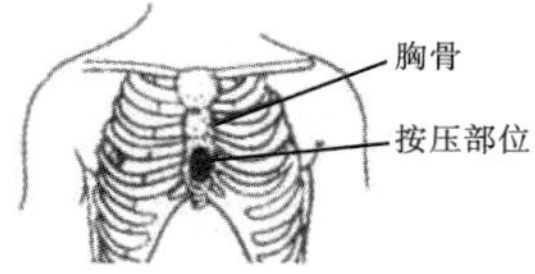

8. 无搏动时定位胸外按压位置，叩击心前区1或2次

★按压深度至少5cm

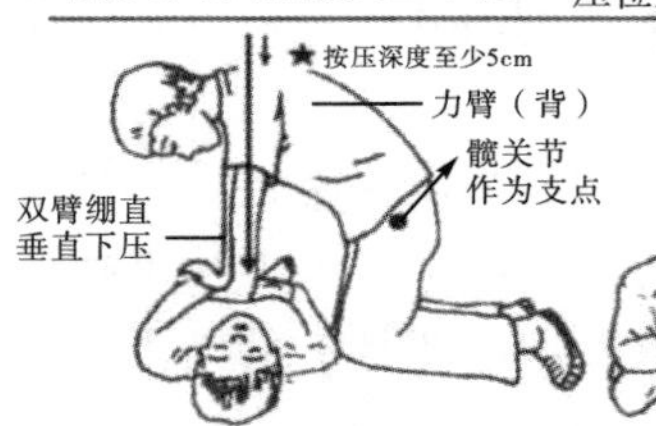

9. 叩击后如无脉搏，在正确位置行胸外按压

★按压频率：每分钟100~120次

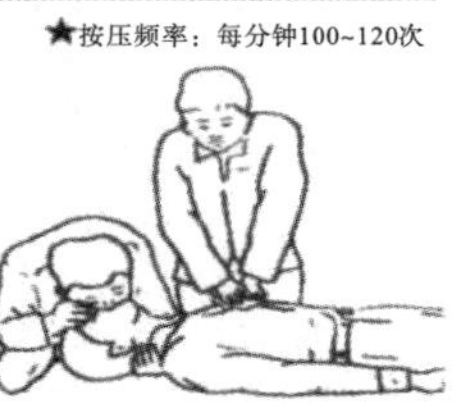

10. 双人施救：每做15次按压，需做2次人工呼吸，连续反复进行；单人施救：30∶2（20s）

1）首先判断溺水者有无意识。

2）如无反应立即呼救。

3）迅速将溺水者置于仰卧位，平放于地面或硬板，解开衣领。

4）将溺水者头向后仰使气道开放。尽量使其下颌角与耳垂呈一直线，且该连线与地面保持 90°。

5）施救者跪或站在溺水者左侧，判断溺水者有无呼吸，如无呼吸立即口对口进行人工呼吸。先向溺水者口对口吹几口气，以保持溺水者呼吸道通畅并得到氧气。

6）将手置于溺水者颈动脉处感受颈动脉是否有搏动。

7）如果颈动脉有搏动，只需做人工呼吸。口对口吹气频率为 12～16 次/分钟。

8）如果颈动脉没有搏动，定位胸外按压位置，叩击心前区 1 或 2 次。叩击部位为胸骨中段 1/3 与下端 1/3 交界处。为了快速确定按压位置，可采取两乳头连线中点的方法。叩击后检查是否有脉搏，如果有，继续做人工呼吸。

9）如果叩击后仍没有脉搏，定位胸外按压位置，进行胸外按压。胸外按压的要点如下：

• 以左手掌根部紧贴按压区，右手掌叠放在左手背上，两手手指（扣在一起）脱离胸壁。

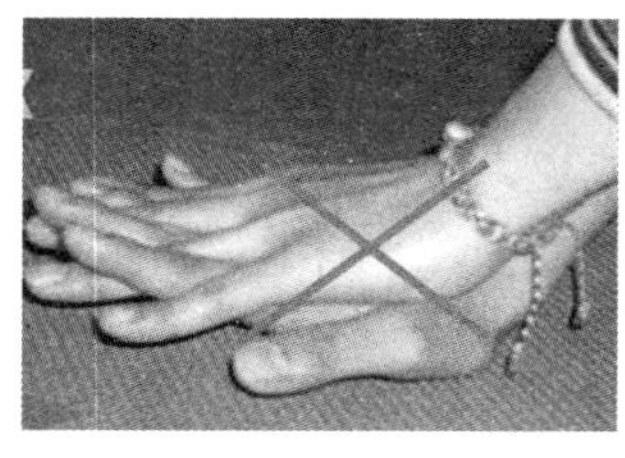

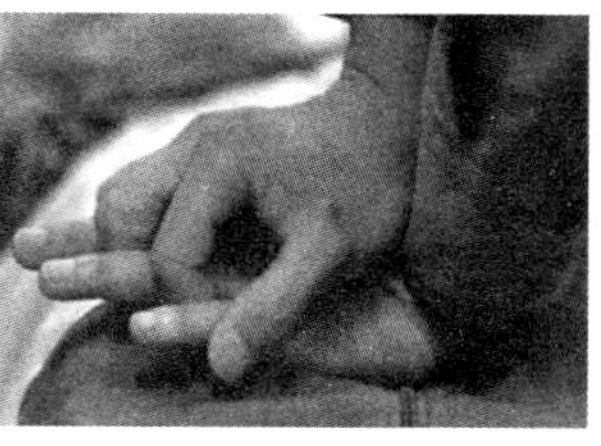

• 施救者双臂伸直，双肩在溺水者胸部正上方，垂直向下用力按压。抬起时，掌根不要离开胸壁。胸廓完全回复后，再施

压。按压要平稳、有规律，不能间断，不能冲击猛压，下压与放松时间大致相等。

• 注意施救者应避免在按压间隙倚靠在溺水者胸上，以便使每次按压后胸廓充分回弹。

• 按压次数：每分钟按压 100～120 次。

• 按压深度：成人胸骨下陷不少于 5cm，不超过 6cm，儿童及新生儿至少为胸部前后径的 1/3。

• 婴幼儿胸外心脏按压定位为双乳连线与胸骨垂直交叉点下方一横指。儿童心脏按压只需用一只手掌紧贴按压区，婴儿采用环保法，双拇指重叠下压，或一手中指与食指并拢下压。

10）在进行胸外按压的同时，给予溺水者足够的通气。单人施救时，30 次按压后进行 2 次人工呼吸。每次呼吸超过 1 秒钟，每次需使溺水者胸部隆起。若为双人施救，则每做 15 次按压后需做 2 次人工呼吸，如此反复进行。

（三）中暑

【损伤原因】

中暑是指人体长时间在高温及热辐射作用下，体温调节出现障碍，出现高热、皮肤干燥、无汗以及意识丧失或惊厥等临床表现的一种急性疾病。气温过高、湿度大、风速小、体弱、对热不适应、劳动强度过大和时间过长、过度疲劳等，都易诱发中暑。

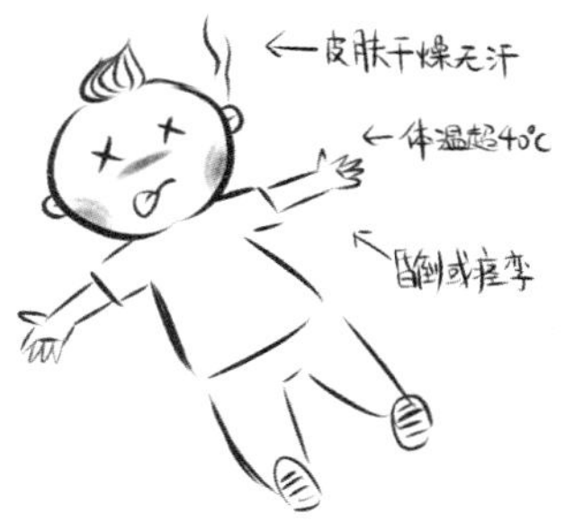

【临床表现】

（1）先兆中暑：大量出汗、口渴、头昏、耳鸣、胸闷、心悸、恶心、体温升高、全身无力。

（2）轻度中暑：除上述病症外，体温达38℃以上，面色潮红，胸闷，或有面色苍白、恶心、呕吐、大汗、皮肤湿冷、血压下降等循环衰竭的早期症状。

（3）重度中暑：除上述症状外，出现晕倒、痉挛、皮肤干燥无汗、体温40℃以上等症状。重度中暑具体可分为三型：

1）热痉挛：在高温环境下剧烈运动大量出汗，活动停止后常发生肌痉挛，主要累及骨骼肌，持续约数分钟后缓解，无明显体温升高。肌痉挛可能与体内严重钠丢失和过度通气有关。热痉挛也可为热射病的早期表现。

2）热衰竭：常发生于老年人、儿童和慢性病患者，表现为多汗、疲乏、无力、头晕、头痛、恶心、呕吐和肌痉挛，可有明显脱水征（心动过速、直立性低血压或晕厥）。患者体温轻度升高，无明显中枢神经系统损伤表现。热衰竭是热痉挛和热射病的中间过程，若治疗不及时，可直接发展为热射病。

3）热射病：是一种致命性急症，主要表现为高热（直肠温度≥41℃）和神志障碍。受影响的器官依次为脑、肝、肾和心脏。

【诊断要点】

（1）诱因：在高温、通风差的房间工作；在温度较高的地方露天作业；在公共场所，人群拥挤集中，散热困难，再加上人呼出的二氧化碳浓度增高，当空气中二氧化碳浓度达 0.7%～1% 时，人的嗅觉神经麻痹、呼吸急促、身体抵抗力下降，导致中暑发生。

（2）起始症状：多汗、体温迅速升高，并伴有头痛、头晕、乏力、恶心、呕吐，也可以是突然发病，体温达 41～42℃，面色潮红，皮肤干燥、无汗。患者很快进入神志模糊、谵妄、惊厥、昏迷状态。

（3）实验室检查：可出现血尿、蛋白尿、电解质紊乱及肾衰竭。血气分析可见低氧血症、酸中毒。

【处理要点】

（1）有效降温：立即将患者转移到阴凉、通风或者温度较低的环境。体温在 38℃以上者立即降温处理。降温有体内降温和体外降温两种方法。体外降温措施有：将患者置于空调房间，调节温度在 20～25℃，相对湿度为 40%～60%。头部置冰水帽，大血管处置冰袋，温水或酒精擦浴。最常用的体内降温措施是进食冰饮料和食物。对于体温高于 39.5℃的患者，4℃林格液或生理盐水缓慢静脉滴入，冰盐水 500mL 灌肠，2 小时内可迅速将中心体温降至 38.5℃以下。停止输入，同时严密观察体温变化，防止体温反跳。若患者收缩压低于 80mmHg，需要暂停降温，待血压升上去之后再积极降温。15～30 分钟测体温一次，必要时测肛温。对于合并周围循环衰竭和 DIC 的高热患者，注意肢体末端保暖。先兆中暑和轻度中暑患者 2～4 小时体温都可降到 38℃以下。

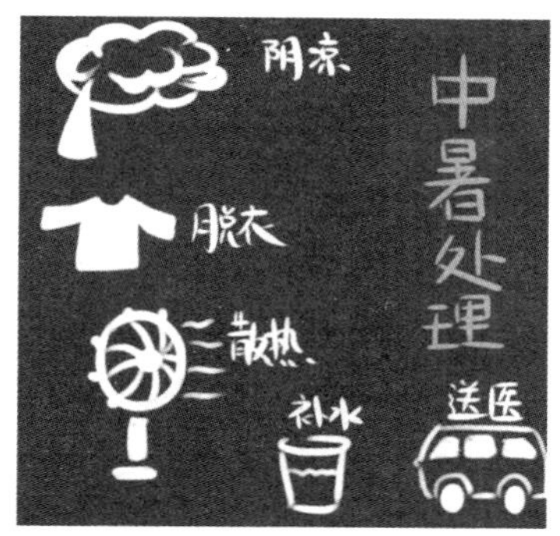

（2）维持循环稳定：迅速建立静脉通路。如患者需要使用血管活性药物，则最好建立两条静脉通路，维持收缩压在90mmHg以上。先兆中暑患者通过口服和静脉补液，血压和心率可在2小时内恢复到正常。轻度中暑者要求6小时内血压、心率恢复到正常。

（3）维持呼吸稳定：保持呼吸道通畅，积极给氧治疗。

（4）预防肾衰竭：在维持血压稳定的情况下，控制尿量在50mL/h以上。尿量减少时，适当使用呋塞米、甘露醇增加尿量，可以同时减轻脑水肿。有酸中毒时，及时补充碳酸氢钠纠正酸中毒。

（5）预防脑损伤：尽早进行头部降温，尽快输入甘露醇进行脱水治疗。若患者发生抽搐，注意患者安全，防止咬伤、坠床、外伤的发生，同时注意保持呼吸道通畅。

（四）烧伤、烫伤

烧伤是指由热力高温、化学物质或电引起的组织损伤。

烫伤是指高温、化学物品、物理辐射，以及沸水、热油、电流、高温蒸汽等所致的损伤。

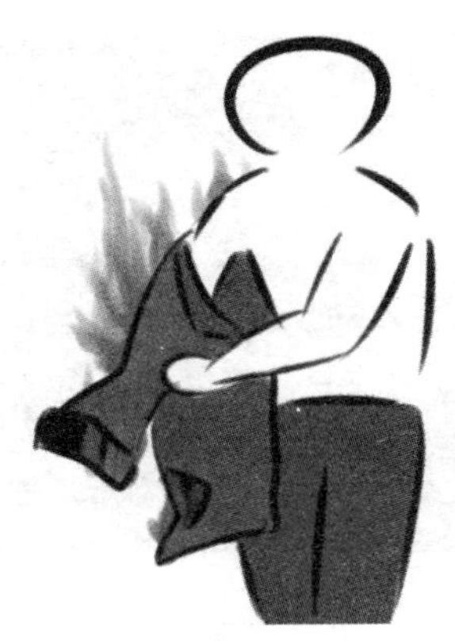

【烧伤分类】

（1）Ⅰ度烧伤：烧伤仅累及皮肤表层，烧伤皮肤发红、疼痛、触痛明显、有渗出或水肿。轻压受伤部位时局部变白，但没有水疱。

（2）Ⅱ度烧伤：烧伤累及真皮层，出现皮肤水疱。水疱底部呈红色或白色，充满了清澈、黏稠的液体。触痛敏感，压迫时变白。

（3）Ⅲ度烧伤：烧伤深达皮下，表面可以发白、变软或者呈黑色、炭化皮革状。易被误认为正常皮肤，但是压迫时不再变色。被破坏的红细胞可使烧伤局部皮肤呈鲜红色，偶尔有水疱。烧伤区的毛发很容易拔出，感觉减退，烧伤区域一般没有痛觉。

【临床表现】

（1）轻度烧伤：Ⅱ度以下烧伤总面积在9%以下。

（2）中度烧伤：Ⅱ度以下烧伤面积达10%～29%或Ⅲ度烧伤面积不足10%。

（3）重度烧伤：Ⅱ度以下烧伤总面积达30%～49%，或Ⅲ度烧伤面积达10%～19%，或Ⅱ度、Ⅲ度烧伤面积虽不达上述百分比，但已发生休克等并发症，有呼吸道烧伤或较重的复合伤。

（4）特重烧伤：Ⅱ度以下烧伤总面积达50%以上，或Ⅲ度烧伤面积20%以上或已有严重并发症。

烫伤的临床表现同烧伤。

【检查】

（1）体格检查：估计烧伤面积和深度。

（2）血常规、血生化检查。

【处理要点】

（1）小面积烧伤：经清创、保护创面，多能自然愈合。

（2）大面积深度烧伤：①早期及时补液，维持呼吸道通畅。②早期切除深度烧伤组织，植皮覆盖。③防止低血容量，抗休克，如有休克应立即纠正。及时全身及局部用药，控制感染，保护重要的器官功能。④重视受伤部位形态与功能的恢复。⑤采用各种方法促使创面早日愈合，并使创面不留或少留瘢痕，减少畸形，最大限度地恢复功能。⑥防治多系统器官并发症及其衰竭。⑦及时使用破伤风抗毒素。⑧止痛。烧伤后疼痛剧烈，必须及时予以止痛，如口服止痛片或注射哌替啶。合并呼吸道烧伤或颅脑损伤者忌用吗啡，以免抑制呼吸。

（3）补液：根据病情、创面深度及面积补液。可口服淡盐水、淡盐茶或烧伤饮料。如病情严重，有条件时应及早静脉输液（如生理盐水、右旋糖酐、血浆等）。切忌口服大量无盐茶水或单纯输入大量5%葡萄糖溶液，以免加重组织水肿。

• 烧伤后第一个24小时补液量：每1%烧伤面积（Ⅱ度+Ⅲ度）每千克体重补胶体和电解质液共1.5mL（小儿2.0mL），胶体和电解质液比例为0.5∶1，广泛深度烧伤者与小儿烧伤其比例可为0.75∶0.75，另加5%葡萄糖溶液补充水分2000mL。伤后8小时内补充估计量的一半，后16小时补入另一半。

• 液体的选择：胶体可用血浆、血浆代用品，如中分子右旋糖酐等。电解质液：目前广泛应用乳酸林格液。如无现成的平衡盐溶液，也可按2份生理盐水和1份等渗碱性溶液（1.5%碳酸氢钠）补充。

【急救原则】

（1）迅速消除致伤因素：灭火、脱去着火或热液浸润的衣物。

（2）及时冷疗：仅适用于中小面积烧伤、烫伤。将烧伤、烫伤部位在自来水下淋洗或浸入15～20℃水中，0.5～1小时。

（3）危急抢救，保持呼吸道通畅。

（4）保护创面，不要弄破水疱。

（5）及时止痛及补液，无补液条件者，可口服含盐的水或饮料。

烧伤、烫伤急救流程如图7－1所示。

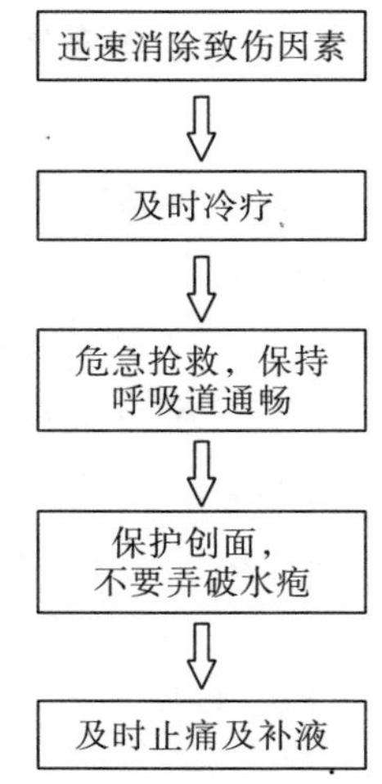

图7－1　烧伤、烫伤急救流程

八、突发情况的紧急避险与救治

在日常生活中，不可避免会发生一些突发自然灾害和意外事故，如地震、火灾等，可能会对我们的日常生活和健康状况造成不同程度的伤害。其突发性、紧急性，往往导致我们无法准确预估发生的时间、地点等，因而会造成十分严重的后果。

当突发灾难、紧急事故不幸降临，在生死攸关的关键时刻，在没有专家在场或救护人员不足而灾难形势严峻的情况下，应该怎样自救、互救，防止伤害、伤残，减轻伤痛？

总的来说，应对任何紧急情况，都应该镇静，有条不紊，做到快速反应、安全救援、自救互救与专业救护互补、区域救援、科学救援、分级救治。

（一）触电

电击伤俗称触电，就是电流通过人体引起的组织、器官损伤，严重时会导致死亡。电击伤对人体产生的危害可随电压高低、电流强弱、身体导电条件和接触时间长短不同而有所不同。一般来说，交流电比直流电的危险性大。

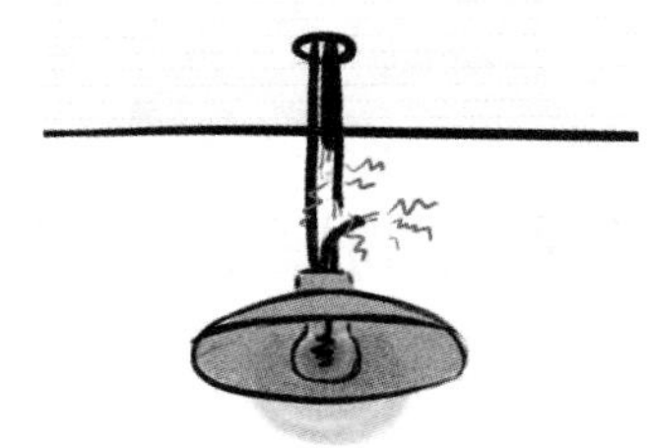

【触电事故发生的原因】

（1）电器设备破损失修：一般电线、电器外边都有绝缘体保护，是不带电的。若带电部分的绝缘体被破坏，如电线外皮破损、电器盖子开裂等，就起不到绝缘的作用。农村常见的农业机械安装的电动机的金属外壳是不带电的，若电动机的绝缘部分被破坏，电流就会跑到不带电的金属外壳上，操作人员就会发生触电事故。

（2）电器安装不合规格：常见的不合规格的接电方法是“一线一地”。有的人为了贪图方便和节省电线，只将一根火线接入用电设备，将用电设备的回线接到大地上，用一根导线送电并以大地作为回路。这是非常不安全的供电方式。

此外还有以下几种情况：

1）倒装总开关，这样的话，闸刀开关就有可能自动跌落合闸，使电路接通，如正好发生在检修电路或通电农业机械时，便会发生危险。

2）装吊灯不装挂线盒，吊灯往往会因电线连接不牢靠而跌落。

3）开关插座或挂线盒直接安装在建筑物上。

4）插座装得太低，离地面过近，雨天地面潮湿，拖地时可能会触电。

（3）带电操作忽视安全：抢修电路或电机时没有及时关闭电源，穿着湿鞋或潮湿的衣服倚在墙上进行带电作业，都有可能触电。

（4）损坏电线造成漏电：打扫卫生碰拉电线，砍伐树木压断电线，拉车拖物碾压电线，或者是在电线上挂衣服、物品等都可能损坏电线，导致漏电，酿成触电事故。

【临床表现】

（1）全身表现：电流有刺激各种神经的作用。轻者有惊厥、疲乏、头晕、心悸、恶心等症状；严重者很快人事不省，肌肉强直收缩，呼吸困难，最终呼吸、心跳停止。

（2）局部表现：电流通过的部位，尤其是皮肤，会出现灼伤，特点是创面呈椭圆形或圆形，都不太大，直径只有几毫米或1～2cm，颜色呈灰色或灰黄色，与正常皮肤的分界线很清楚，往往有两个以上的创口，一个进口，一个或几个出口。高压电造成的灼伤，可深达肌肉、骨骼，创面甚至呈焦岩色。

【救治步骤】

若发现有人触电，应争分夺秒赶往现场，立即进行抢救。

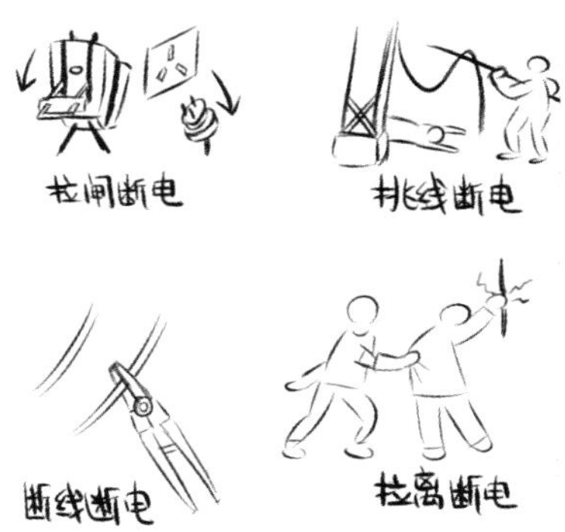

（1）切断电源：立即关闭电源，或用竹竿、木棒等绝缘物体

移开电源，使触电者迅速脱离电流。绝对不能用手直接去拖拉触电者，以免造成连续触电事故。

（2）观察伤情：将触电者安置在病床或平地上，注意保暖，立即观察触电者的神志、呼吸、心跳和脉搏等情况，有条件者可测量血压。对于心跳、呼吸没有受影响的触电者，可进一步观察是否有因触电坠跌或被电流弹离电源而引起的其他外伤，如灼伤、出血、骨折、脱臼等，若有，给予临时包扎处理，送往医院进行下一步治疗。

（3）心肺复苏：对于心跳、呼吸停止的触电者，必须立即开始并不停地进行心肺复苏，即使在护送触电者去医院的途中也不能间断。

（二）地震

【避震要点】

（1）避震原则。

1）震时就近躲避，震后迅速撤离到安全的地方。

2）室内躲在结实、不易倾倒、能掩护身体的物体下或物体旁，或开间小、有支撑的地方；室外躲在远离建筑物、开阔安全的地方。

3）应趴下，使身体重心降到最低，脸朝下，不要压住口鼻，以利于呼吸；蹲下或坐下时应尽量蜷曲身体；抓住身边牢固的物体，以防摔倒或因身体移位暴露在坚实物体外而受伤。

4）低头，用手护住头部和后颈，有条件时，用身边的物品，如枕头、被褥等，顶在头上以保护头颈部；低头、闭眼，以防异物伤害眼睛；有条件时，可用湿毛巾捂住口鼻，以防灰土、毒气。

5）不要随便点明火，因为空气中可能有易燃易爆气体；要避开人流，不要乱挤。

（2）不同场所的避震要点。

1）户外避震要点：

• 就地选择开阔处蹲下或者趴下，不要乱跑，不要随便返回室内，避开人多的地方。

• 避开楼房以及其他高大的建筑物。

• 避开危险物或悬挂物，如电线、路灯、吊车、广告牌等。

• 避开危险场所，比如狭窄的街道、不结实的房屋及围墙等。

2）室内避震要点：

• 保持镇定并迅速关闭室内的所有电源、燃气，打开房门。

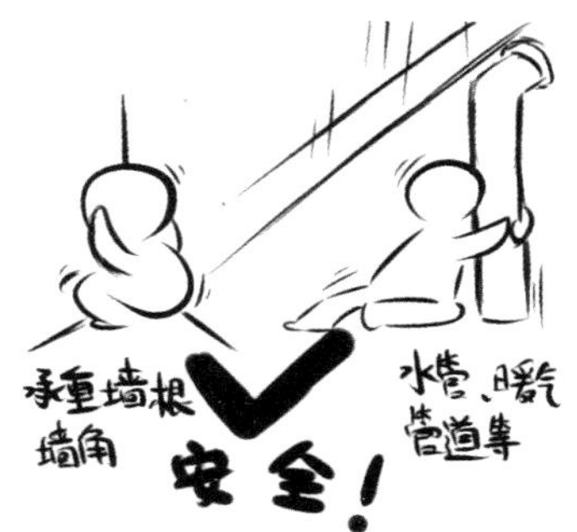

• 切记不要惊慌。地震后房屋倒塌有时会在室内形成三角形的空间（又称避震空间），这些三角形空间常常是相对安全的地点，如炕沿下，坚固的家具旁边，内墙墙根、墙角等空间小的地方。

• 随手抓一个枕头或坐垫（柔软厚实的东西均可）护住头部，选择三角形空间就地躲藏；在平房中，可根据具体情况就地躲藏，或跑到室外的空旷地带。

• 躲避时不要靠近窗边或者阳台，不要以跳楼的方式逃生。

3）野外及海边避震要点：

• 在野外要避开山脚、陡崖和陡峭的山坡，以免山崩、泥石流、滑坡等。

• 在海边要尽快向远离海岸线的地方转移，以免地震引起的海啸袭击。

4）人员拥挤的公共场所避震要点：

• 就地蹲下，避开电扇等悬挂物，一定要保护好头部。

• 不可慌乱地挤向出口，避开拥挤的人流，避免被挤到墙边或者栅栏处，以免发生踩踏事件。

• 在行驶的汽车内，要牢抓扶手，降低重心，躲在座位附近。

【自救与互救】

地震发生后交通、通信会中断，难以及时判断受灾情况，救援人员难以马上到达灾害现场，大多要在灾难发生后 24～48 小时才能赶赴灾区。在救援人员还没到灾区的情况下，灾民的自救和互救非常关键。

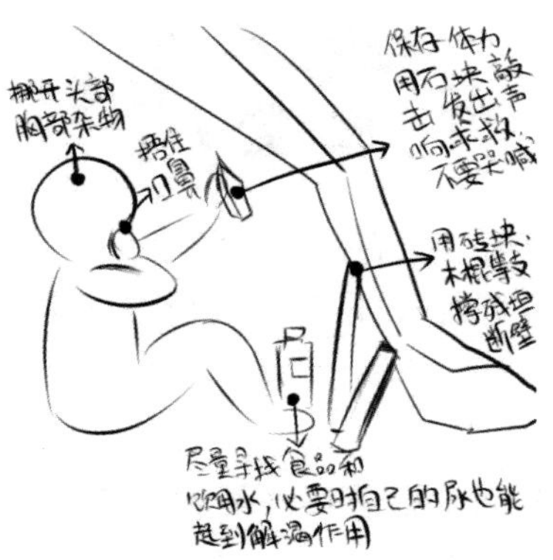

（1）震后自救，维持生存是首要任务。

1）首先要保持呼吸通畅，尽量用湿毛巾、衣物或其他布料捂住口鼻和头部，防止灰尘呛闷发生窒息。

2）尽量活动手、脚，清除脸上的灰土和压在身上的物件。

如果受伤，要想办法包扎，避免流血过多。

3）用周围可以挪动的物品支撑身体上方的重物，避免进一步塌落，扩大活动空间，保持足够的空气以供呼吸。

4）几个人同时被压埋时，要互相鼓励，共同计划，团结配合，必要时采取脱险行动。

5）寻找或开辟通道，设法逃离险境，朝着有光亮、更安全和宽敞的地方移动。

6）一时无法脱险时，要尽量节省力气。如果能找到日用品和水，要节约使用，尽量延长生存时间，等待救援。

7）保存体力，不要盲目大声呼救。尽可能控制自己的情绪，注意休息，等待救援人员赶到。当听到上面（外面）有人活动时，用砖、铁管等硬物敲打墙面，向外传递信息，确定不远处有人时，呼救。

（2）互救原则："四先""四注意"。"四先"：先救近处的，不论是家人、邻居还是陌生人，不要舍近求远；先救容易救的人，这样可迅速壮大互救队伍；先救青壮年和医务人员，使他们在救灾中充分发挥作用；先救"生"，后救"人"。"四注意"：注意使用的工具不要伤及埋压人员；注意不要破坏了埋压人员所处空间周围的支撑条件，引起新的垮塌，使埋压人员再次遇险；注意尽快与埋压人员的封闭空间沟通，使新鲜空气流入；注意确定埋压人员的头部位置，以最快的动作，暴露头部。

（3）互救的具体措施。

1）通过喊、听、看、探、敲击5种方法搜寻，并根据建筑物结构特点判断埋压人员的位置，救出埋压人员。

2）在接近埋压人员时，要防止工具误伤，尽量保护埋压人员，以免废墟发生坍塌造成二次创伤。

3）搜救时应首先暴露头部，迅速清除口鼻内的尘土、血凝块以及其他异物，然后再暴露胸腹部。

4）如有窒息应及时做人工呼吸，对于伤势严重不能自行出来者，切忌强拉硬拽，应设法将埋压人员救出并搬移到安全的地方等待救援。

5）有大面积创伤者需要保持创面整洁，可用干净纱布、毛巾、衣物等遮盖创面，以免加重污染。

6）遇见肢体骨折者应就地寻找木条、硬纸板、竹片等临时包扎固定。

7）若有外出血，应立即就地实施加压包扎止血。

8）对于腰背部受伤者，施救时切忌采取抱、背、扛等方法，以免脊柱骨折造成脊髓继发损伤。

9）对于头部受伤昏迷者，要使其平卧，头偏向一侧，防治呕吐窒息。

【地震伤员的急救处理原则】

面对大批伤情复杂严重的伤员，首先要采取及时有效的急救措施和救护技术，最大限度地挽救生命，减轻伤员痛苦，降低致残率，减少病死率，为后续的治疗争取时间。

（1）改变诊疗模式：将平时的诊断—治疗的诊疗模式改为抢救—检伤分类—诊断—救治的诊疗模式，在灾害现场只做简单的病史询问及体格检查，争取抢救时间。

（2）伤员需迅速脱离受伤现场：地震使建筑物倒塌，山体滑坡使伤员被掩埋在废墟下，不断的余震和救援人员的挖掘很有可能造成二次坍塌，因此，应尽快使伤员脱离危险区，避免发生二次伤害。

（3）检伤分类，伤情评估：在有大量伤员的情况下，由于大大超过卫生系统的处理能力，所以需进行检伤分类，对伤员进行现场伤情评估，并对伤情的严重程度进行判断，对只有经急救处理才能存活的伤员给予优先处理。

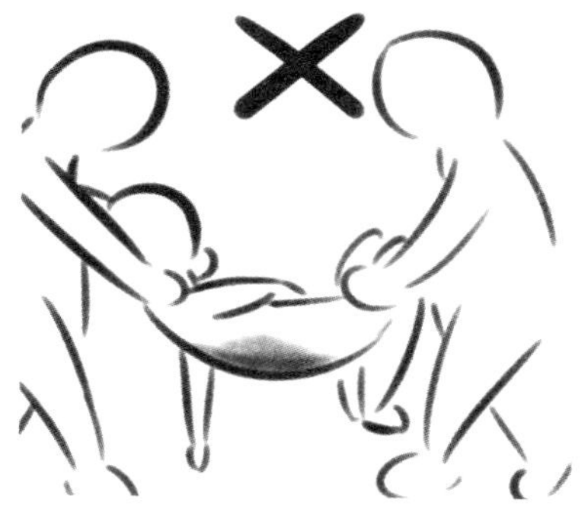

（4）先救命后治伤：优先处理危及生命或可能危及生命的损伤，应特别注意对呼吸系统、循环系统等重要系统的检查，以保证伤员基本的生命支撑，排除窒息和呼吸道阻塞。优先处理重度休克伴多发伤、严重颅脑损伤、开放性胸腹部损伤。

（5）先救重后治轻：该原则在灾害现场的抢救过程中常被忽视或干扰。对处在生命危急状态的伤员要及时实施救治和严密观察，对轻伤员要适当进行处理。

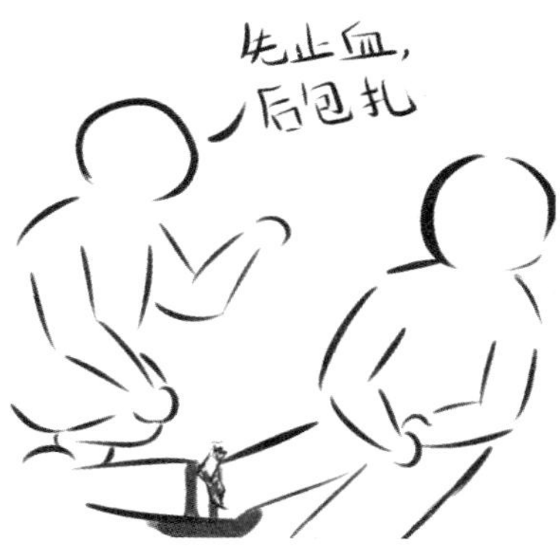

（6）先止血后包扎固定：在遇到有大出血、创口及骨折时，应先用指压、加压包扎或应用止血带、血管钳等方法止血，再用消毒敷料或清洁敷料对创口进行简单有效的固定处理。

(7) 先救治后转运：危重伤员若先送后救，可能在运送途中发生意外，耽误抢救时间，导致危重伤员失去抢救时机而死亡。因此，对危重伤员应先在现场实施抢救，如解除呼吸道阻塞、控制外出血、纠正休克等。若现场医疗条件允许，可考虑在现场实施急救手术，以挽救危重伤员的生命。所有危重伤员均应在伤情稳定后再转运。

(8) 边转运边监护：危重伤员在转运时应有医护人员护送，途中要密切观察伤情变化，以免在转运过程中出现病情变化而未能及时抢救导致危重伤员死亡。

（三）火灾事故

火灾事故的救援主要包括两个方面：①灭火；②从火灾现场救出被困的群众，同时对伤员进行必要的急救。

【自救】

在火灾中，烧伤很容易导致皮肤、黏膜甚至肌肉、骨骼等的损伤，严重的烧伤不仅会造成局部损害，而且常引起机体水和电解质平衡失调、感染并伴发休克等严重后果。因此，发生火灾时，首先要想到自救。

(1) 发现火灾应及时报警，牢记火警电话“119”。报警时应注意以下几点：

1）讲清着火单位所在区县、街道、胡同、门牌号或乡村地址。

2）说清是什么东西着火和火势大小，以便消防部门调出相应的消防车辆。

3）说清报警人的姓名和使用的电话号码。

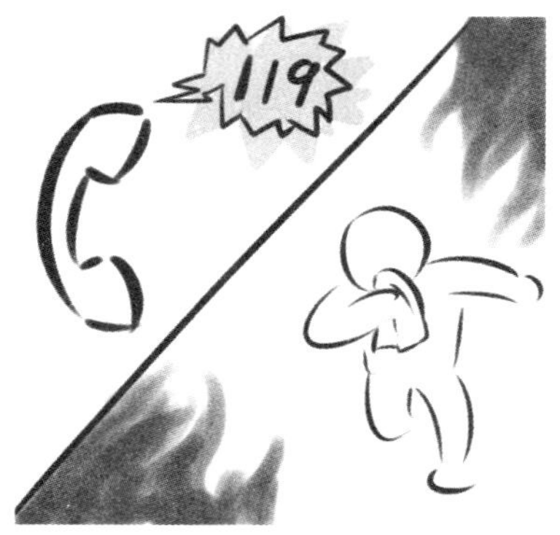

4）注意听清消防队的询问，保持冷静，正确回答，待对方明确说明可以挂断电话时，方可挂断电话。

5）报警后要到路口等候消防车，指示消防车去火场的道路。

（2）当周围发生火灾时，一定要保持镇定，以免在慌乱中做出错误的判断或采取错误的行动，受到不应有的伤害。

（3）受到火势威胁时，要当机立断，披上浸湿的衣物、被褥等向安全出口方向冲出去，不要往柜子里或床底下钻，也不要躲藏在角落里，更不能为了拿值钱的东西，盲目往火场里跑。

（4）若发生火灾的楼层在自己所处的楼层之上，应迅速向楼下跑，因为火是向上蔓延的。

（5）千万不要盲目跳楼，可利用疏散楼梯、阳台等逃生自救；也可用绳子或床单撕成条状连成绳索，紧拴在窗框、暖气管、铁栏杆等固定物上，用毛巾、布条等保护手心，顺绳滑下，或下到未着火的楼层脱离险境。

（6）发生火灾时，人们很容易因烟雾中毒窒息死亡。所以当烟雾呛人时，要用湿毛巾、浸湿的衣服等捂住口鼻并屏住呼吸，不要大声呼叫，以免中毒。要尽量使身体贴近地面，靠墙边爬行逃离火场。因为贴近地面的空气一般烟雾较少，而含氧量较多，可以避免被毒烟熏倒而窒息。

（7）不论是位于起火房间还是未着火房间，逃到室外后，要随手关闭通道上的门窗，以减缓烟雾沿人们逃离的通道蔓延的速度。

（8）在被烟气熏倒失去自救能力时，应努力滚到墙边，以便于消防人员寻找、营救。因为消防人员进入室内都是沿墙壁摸索行进。此外，滚到墙边也可以防止房屋塌落砸伤自己。

逃生路线被大火封堵，尽快撤回
室内，用呼喊、挥舞衣服、手电筒等方式
向窗外发出求救信号、等待救援

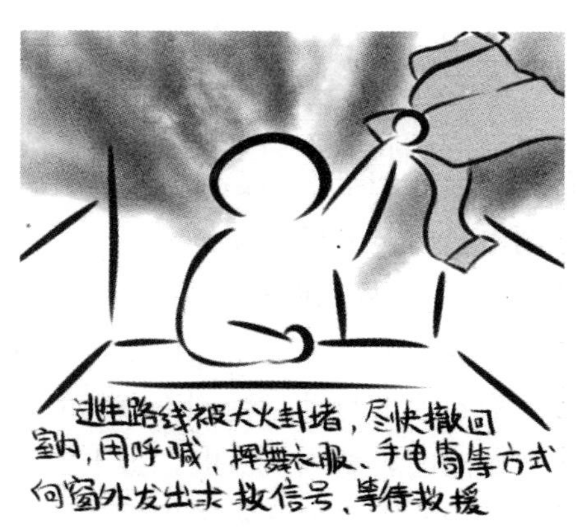

（9）一旦被火势困住，要积极采取紧急避难措施。避难是指在受到火势威胁的情况下，采取自我保护的行为。家庭发生火灾时，可根据实际情况，利用阳台等可燃物少、方便同外界接触的空间，自创避难小空间避难。

（10）如果被困到二层以下的楼层里，被烟火威胁，时间紧迫，无条件采取任何自救办法，可以跳楼逃生。跳楼前，应先向地面抛一些棉被、床垫等柔软的物品，然后用手扒住窗台或阳台，身体下垂，自然下滑，使双脚着落在柔软物上。如果被困在三层以上的楼层，千万不要往下跳。

（11）火场上不要乘坐普通电梯。

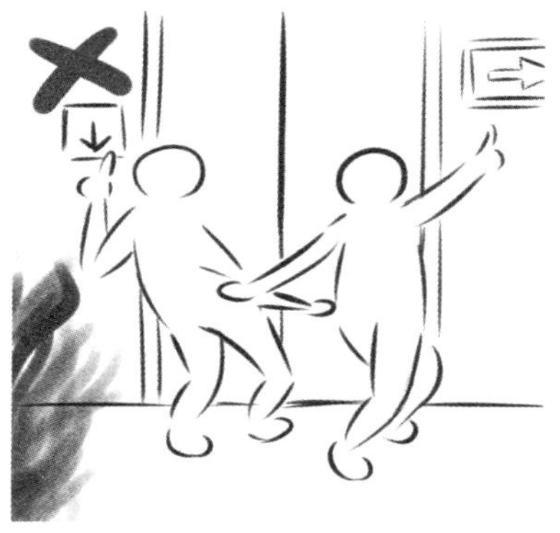

（12）在人员拥挤的公共场合遇到火灾时，可以用一只手放在胸前保护自己，用肩和背承受外部压力，用另一只手拿毛巾捂住口鼻，防止吸入有毒气体。如果身上衣服着火，应迅速脱下衣服，就地滚动，将火扑灭。但应注意不要滚动过快，更不要穿着衣服跑动，如附近有水池等，可迅速跳入水中。

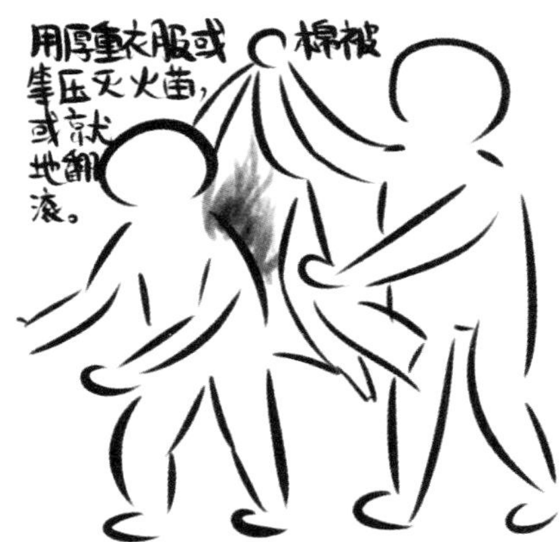

参考文献

［1］中国疾病预防控制中心，慢性非传染性疾病预防控制中心，2016. 全国伤害医院监测数据集（2015）［M］. 北京：人民卫生出版社.

［2］傅华，2018. 预防医学［M］. 北京：人民卫生出版社.

［3］张锡刚，2010. 常用农药中毒的预防与救治［M］. 北京：军事医学科学出版社.

［4］孙长颢，刘金峰，等，2018. 现代食品卫生学［M］. 北京：人民卫生出版社.

［5］殷大奎，1999. 食物中毒预防与控制［M］. 北京：华夏出版社.

［6］王忠良，1999. 金黄色葡萄球菌引起的食物中毒及其预防［J］. 中国检验检疫（7）：44.

［7］华惠伦，李世俊，等，1985. 动植物致毒及其防治［M］. 上海：上海科技出版社.

［8］余培南，谢锐光，2008. 毒蛇咬伤中西医救治指南［M］. 太原：山西科学技术出版社.

［9］满红，2009. 毒虫蜇伤应急处置法［J］. 农村新技术（5）：46.

［10］谢世红，1988. 狂犬病防治手册［M］. 成都：四川科学技术出版社.

［11］姚德鸿，1985. 农村常见外伤的防治［M］. 北京：人民卫生出版社.

[12] 于开今，2009. 地震灾害医疗救援实用手册 [M]. 北京：人民军医出版社.

[13] 岳茂兴，2006. 灾害事故现场急救 [M]. 2 版. 北京：化学工业出版社.

[14] 喻发胜，2008. 公众防灾应急手册 [M]. 武汉：华中师范大学出版社.